CONTRIBUTION A L'ÉTUDE

D'UN

MODE DE TRAITEMENT

DE

La Bronchite Asthmatique

(*ESSAI DE PATHOGÉNIE*)

PAR

Mlle Sophie BERNSTEIN

DOCTEUR EN MÉDECINE DE LA FACULTÉ DE PARIS

ANCIENNE EXTERNE DES HOPITAUX DE PARIS

MÉDAILLE DE BRONZE DE L'ASSISTANCE PUBLIQUE

PARIS

LIBRAIRIE MÉDICALE ET SCIENTIFIQUE

JULES ROUSSET

1, RUE CASIMIR-DELAVIGNE, 1

1909

A Monsieur [illegible]

Dernier souvenir des meilleurs moments de mes 18 ans

[illegible]

Paris, le 29 janvier 1909

CONTRIBUTION A L'ÉTUDE

D'UN

MODE DE TRAITEMENT

DE

La Bronchite Asthmatique

(ESSAI DE PATHOGÉNIE)

PAR

Mlle Sophie BERNSTEIN

DOCTEUR EN MÉDECINE DE LA FACULTÉ DE PARIS

ANCIENNE EXTERNE DES HOPITAUX DE PARIS

MÉDAILLE DE BRONZE DE L'ASSISTANCE PUBLIQUE

PARIS

LIBRAIRIE MÉDICALE ET SCIENTIFIQUE

JULES ROUSSET

1, RUE CASIMIR-DELAVIGNE, 1

1909

A MES PARENTS

A MONSIEUR LE DOCTEUR FAISANS

Médecin de l'Hôtel-Dieu
Officier de la Légion d'honneur

A MON PRÉSIDENT DE THÈSE

MONSIEUR LE DOCTEUR BRISSAUD

Professeur à la Faculté de Médecine de Paris
Membre de l'Académie de Médecine
Chevalier de la Légion d'honneur

Contribution à l'Étude d'un Mode de Traitement

DE

LA BRONCHITE ASTHMATIQUE

INTRODUCTION

Notre dernière année d'externat passée dans le service de M. Faisans comptera parmi les plus heureuses de nos années d'étude. Le sens clinique admirable de notre Maître, son esprit critique, son scepticisme sain resteront pour toujours gravés dans notre mémoire. Qu'il nous soit permis d'adresser à notre Maître aimé l'expression de notre reconnaissance la plus sincère pour son enseignement plein de charme et ses conseils utiles.

C'est à lui que nous devons le sujet de ce travail. Les résultats vraiment étonnants, obtenus dans son service par le traitement antitoxique de la bronchite asthmatique nous ont frappée, et nous avons eu le bonheur que notre maître nous permette d'exposer ce mode de traitement. Nous lui renouvelons l'assurance de notre reconnaissance.

Sans les conseils et les encouragements de M. le docteur Audistère, nous n'aurions jamais réussi à mener notre travail à bonne fin. Nous ne saurions trop le remercier pour la bienveillance qu'il a toujours manifestée à notre égard.

Que M. le professeur Reclus reçoive nos plus chaleureux hommages. Le peu que nous savons en clinique chirurgicale, c'est à ce grand Maître que nous le devons. Nous avons été dans son service successivement bénévole et externe ; ces deux années seront pour nous inoubliables.

Nous remercions M. le professeur Déjerine qui nous a enseigné d'une manière aussi intéressante les principes de la psychothérapie et la médecine nerveuse, M. le professeur Bar, chez qui nous avons fait notre stage d'accouchement, M. le Dr Danlos, à qui nous devons nos notions de dermatologie et enfin M. le Dr Bourcy dans le service duquel nous avons reçu les premières règles de la médecine.

Nous dédions un souvenir reconnaissant à la mémoire du Dr Josias dans le service duquel nous avons appris la médecine infantile.

Nous exprimons à M. le professeur Brissaud les plus vifs remerciements pour l'honneur qu'il nous a fait en consentant à présider notre thèse.

Nous adressons enfin notre reconnaissance profonde à M. le Dr Papin, ancien interne des hôpitaux, qui a bien voulu guider nos premiers pas à l'hôpital Laënnec.

LES BRONCHITES ASTHMATIQUES

SYNONYMIES

Aperçu clinique

Nous n'exposerons pas ici la clinique de la bronchite asthmatique. Cette description a été faite et refaite maintes fois, notamment dans les thèses de Pujade (1879) et d'Aslanian (1883), dans les articles de Hirtz (1903) de Landouzy (1904), etc.

Nous rappellerons seulement, avant d'exposer le traitement que nous préconisons, les grands symptômes et l'évolution de la maladie, en ajoutant au sujet de sa pathogénie quelques considérations qui découlent de l'étude de nos observations.

La bronchite asthmatique dont nous voulons étudier le traitement est une des maladies les plus fréquentes. Bien des sujets dénommés emphysémateux, bronchitiques chroniques, rentrent dans le cadre de notre maladie. Il en est de même pour une grande partie de ceux qu'on dénomme couramment asthmatiques ; enfin il est probable que la tuberculose pseudo-asthmatique de Georges Sée et Landouzy, la dyspnée intermittente apyrétique ou pseudo-asthme tuberculeux de Hirtz décrivent absolument les mêmes cas morbides.

Il s'agit de ces malades qui entrent à l'hôpital pour des « étouffements » et dont la poitrine est encombrée de râles ronflants et sibilants avec une expiration extrêmement prolongée, quelquefois interminable, analogue à celle qu'on voit dans la crise d'asthme vrai. Ces malades sont généralement des sujets d'apparence robuste, d'embonpoint normal ou exagéré, au facies rouge et congestionné. Quelques-uns cependant sont pâles et amaigris, ce sont ceux qui présentent des signes d'une tuberculose évidente. Nous reviendrons plus tard sur l'association de la tuberculose avec le syndrome en question.

Toussant généralement depuis de longues années, ils ont, au cours d'une poussée aiguë de bronchite, vu apparaître subitement un accès d'étouffement analogue à la crise d'asthme, survenant la nuit, durant un temps variable, entre un quart d'heure et deux ou quelques heures avec gêne expiratoire et se terminant fréquemment par une quinte de toux presque toujours suivie d'une expectoration spumeuse ou muqueuse. La crise n'est pas toujours aussi typique, pas toujours aussi accentuée. Elle peut être remplacée par une gêne respiratoire suffisante cependant pour réveiller le malade. Le lendemain l'oppression quoique diminuée persiste sous forme d'une expiration très gênée et prolongée. La crise se reproduit d'habitude au cours des nuits suivantes pendant un temps très variable. En même temps que les crises la bronchite s'atténue peu à peu pour réapparaître accompagnée de nouvelles crises plusieurs semaines, mois ou années plus tard.

Par les caractères généraux que nous venons de rappeler on voit combien ce syndrome se rapproche cliniquement de l'asthme vrai. La crise de dyspnée est pour ainsi dire calquée sur celle de l'asthme : même forme de dyspnée avec expiration gênée, bruyante et prolongée, même avidité d'air, qui force le malade à s'asseoir sur son lit, en cherchant un point d'appui pour ses muscles respiratoires, qui le force parfois à se lever, à ouvrir sa fenêtre, même absence d'augmentation du nombre des mouvements respiratoires, même terminaison par la toux et l'expectoration, sauf quelquefois les crachats perlés.

De même l'examen physique de ces malades pendant la période des crises rappelle à s'y méprendre les signes physiques de l'asthme vrai. A l'inspection le thorax est distendu, parfois globuleux ; à la palpation les vibrations thoraciques sont normales ou diminuées ; on perçoit souvent les râles vibrants des bronches. A la percussion on note un son normal ou exagéré ; à l'auscultation on constate de l'inspiration rude, affaiblie et humée ; l'expiration est prolongée, parfois interminable, couverte dans toute son étendue par un râle vibrant à caractère musical ou chantant. Il est assez fréquent de trouver de plus des râles sous crépitants disséminés ou localisés à une ou aux 2 bases. Nous verrons dans un instant que chez certaines malades on peut trouver en plus de ces signes purement asthmatiques d'autres signes surajoutés, siégeant aux sommets, preuve indiscutable d'une lésion tuberculeuse.

Presque tous ces malades sont apyrétiques.

L'expectoration est variable ; tantôt il existe une expectoration muco-purulente épaisse, peu abondante ; tantôt une expectoration spumeuse assez abondante ; tantôt enfin une expectoration muqueuse et spumeuse liquide très claire, séreuse, survenant le matin surtout ; en deux heures certains malades emplissent leur crachoir de 200 ou 300 grammes d'une solution de gomme très claire ; il s'agit probablement d'une sorte de bronchorrhée nerveuse (M. Faisans).

Mais ce qui différencie nos malades des asthmatiques vrais, c'est la date d'apparition du premier accès. Tandis que l'asthme vrai débute le plus souvent dans la première enfance, quelquefois dans l'adolescence, mais toujours avant seize ou vingt ans, la première crise de nos pseudo-asthmatiques apparaît souvent beaucoup plus tard, après trente ans le plus souvent et quelquefois à quarante ou cinquante ans, et en tous cas après une période plus ou moins longue, datant parfois de dix, quinze, vingt ans de bronchites à répétitions, avec ou sans emphysème, avec ou sans accidents tuberculeux (hémoptysies), avec ou sans signes stéthoscopiques de tuberculose.

L'évolution de la bronchite asthmatique est des plus variables. Le fait qui domine, c'est que tous ces malades sont des tousseurs, sujets à des rhumes fréquents surtout l'hiver. Quelques-uns d'entre eux toussent d'une façon permanente, d'autres passent les mois d'été sans accidents pulmonaires. Au point de vue de la dyspnée on pourrait diviser nos malades en trois catégories :

1° Les uns, leurs crises et leur bronchite terminées, redeviennent pour un temps tout à fait bien portants, ne conservent ni toux, ni dyspnée d'aucune sorte et probablement ni signes d'auscultation. Il en est souvent ainsi dans les premières années de l'évolution.

2° D'autres, dans les périodes qui séparent les poussées aiguës de bronchite, conservent de la toux avec une oppression à caractères tout à fait différents de ceux de leur dyspnée pseudo-asthmatique, c'est-à-dire une dyspnée d'effort plus ou moins intense et s'accompagnant habituellement des signes de l'emphysème chronique et pouvant s'accompagner des signes physiques de tuberculose.

3° D'autres enfin présentent dans l'intervalle de leurs poussées bronchiques une dyspnée permanente, s'exagérant parfois par les efforts et parfois sans cause appréciable, même au repos complet.

Une chose remarquable, c'est que pour ainsi dire aucun de ces malades ne présente dans ses antécédents de l'enfance l'asthme vrai.

Ce sera une autre question à se poser un jour de savoir ce que deviennent les asthmatiques vrais de l'enfance, si aucun ne semble ultérieurement rentrer dans notre catégorie.

Il est vrai que nous n'avons observé que des malades d'hôpital où l'asthme vrai du jeune âge est rare.

Une terminaison fréquente sur laquelle nous reviendrons dans le chapitre suivant, est la *tuberculose pulmonaire chronique.* Nous avons déjà vu (et nous indiquerons tout à l'heure dans quelles proportions) qu'une quantité notable de nos malades présentent des signes cliniques, tantôt certains, tantôt probables, de tuberculose pulmonaire, Or, parmi les tuberculeux nombreux qu'on voit mourir à l'hôpital, il en est un certain nombre qui présentent dans leurs antécédents une bronchite asthmatique plus ou moins prolongée, plus ou moins reculée.

L'asystolie peut se voir au cours ou à la fin de l'évolution de la bronchite asthmatique, tout comme à la suite de l'emphysème chronique, de l'asthme vrai.

La *guérison* de la bronchite asthmatique est peut-être possible. Mais elle doit être très rare. Les malades que nous connaissons, ceux que nous avons pu suivre un peu longtemps présentent ordinairement des rechutes bronchitiques plus ou moins fréquentes, plus ou moins espacées : nous n'en connaissons aucun qui ait guéri. Quelques-uns semblent pouvoir passer de longs mois, parfois des années sans rechutes ou récidives, mais l'avenir ne semble pas à l'abri soit de nouvelles crises, soit de l'apparition de la tuberculose pulmonaire chronique.

ESSAI DE PATHOGÉNIE

Pendant longtemps l'emphysème, l'asthme et la bronchite chronique ont figuré au premier rang des maladies « arthritiques ». C'est dire qu'on les supposait présenter une sorte d'antagonisme avec la tuberculose, une immunité même contre la phtisie.

Il en fut de même pour la bronchite asthmatique et pour tous les états de bronchite chronique avec emphysème et dyspnée plus ou moins asthmatiforme.

Cet antagonisme entre l'asthme, l'emphysème et la bronchite asthmatique se retrouve dans beaucoup d'auteurs.

Louis (1837) parle déjà de l'association plutôt rare de l'emphysème et de la tuberculose.

Guéneau de Mussy (1864) regarde l'emphysème et l'asthme qu'il engendre comme expression d'arthritisme et se trouvant par conséquent en antagonisme avec la tuberculose.

Pidoux (1854) était encore avant ce dernier auteur du même avis.

Pour la première fois Gallard (1854), contemporain pourtant de Pidoux et de G. de Mussy, publie un mémoire sur l'emphysème particulièrement dans la tuberculose.

Sur 21 sujets dont il cite les observations, 13 auraient des tubercules.

Voici les conclusions de son travail :

1° Il suffit de la présence des tubercules dans un poumon pour y produire de l'emphysème ;

2° L'emphysème pulmonaire n'exerce aucune influence sur le développement et la marche de la tuberculose.

Georges Sée (1884) nie catégoriquement cet antagonisme. Pour lui la rareté des tubercules chez les emphysémateux est due à l'oblitération des capillaires pulmonaires amenant une diminution de la nutrition du poumon.

De même Hirtz, dans sa thèse inaugurale (1878), défend la nature tuberculeuse de l'emphysème. Il distingue l'emphysème aigu dans la tuberculose aiguë et chronique, l'emphysème chronique partiel dans la phtisie ulcéreuse et enfin l'emphysème chronique généralisé dans la tuberculose latente. Il laisse de côté les crises dyspnéiques.

Grancher écrit en 1878 : « La phtisie chronique se distingue quelquefois de la forme commune de la phtisie pour se rapprocher de la bronchite simple, l'emphysème pulmonaire et la dilatation des bronches. »

Hérard, Cornil, Ranvier (1868) trouvent que la tuberculose et l'emphysème sont souvent associés.

Pour Bard (1879) l'emphysème est la manifestation de la phtisie fibreuse.

Potain reste parmi les auteurs contemporains peu nombreux qui croient l'association de l'emphysème et de la tuberculose plutôt rare.

Par contre, Monnier (1905) déclare formellement : « A mon sens l'emphysème généralisé autonome n'existe pas. C'est un syndrome dont la cause la plus ordinaire est la tuberculose acquise. Je n'ai pas le droit d'affirmer que des bronchites non spécifiques répétées ne puissent déterminer l'emphysème, mais j'ai celui de suspecter la nature non spécifique de ces bronchites répétées. J'ai vu de vrais emphysémateux longtemps constitutionnels cliniquement, présenter des symptômes de tuberculose jusque-là latente, et plus tard à l'autopsie des lésions tuberculeuses du poumon... L'emphysème chez les tuberculeux est la manifestation de la tuberculose et masque les lésions causales. »

LANDOUZY (1904) regarde la forme asthmatique de la tuberculose, comme une forme larvée. Pour lui, l'asthme vrai essentiel est infiniment rare : le plus souvent il s'agit de la forme pseudo-asthmatique de la tuberculose.

Deux années plus tard, SOCA présente une statistique de 700 cas d'asthme.

Dans 500 cas les rapports de l'asthme et de la tuberculose sont des plus évidents.

Dans une de ses leçons cliniques HIRTZ émet l'avis suivant :

« L'emphysème est fonction de tuberculose, il est une réaction de défense consécutive à une dyspnée continue ou intermittente. *Les oppressions intermittentes apyrétiques simulant l'asthme peuvent être les premières manifestations de la tuberculose latente...* Que de fois m'a-t-on présenté des malades comme atteints de *bronchite* et *d'emphysème*, sujets de belle apparence..., chez qui la percussion relevait de la submatité dans l'un des sommets. »

D'après tout ce que nous venons de citer, on peut voir qu'un grand nombre d'auteurs modernes n'acceptent plus la théorie autrefois classique de l'antagonisme entre la tuberculose d'une part, et l'emphysème, l'asthme et le pseudo-asthme d'autre part. Au contraire on est de plus en plus porté à penser que ces affections sont une manifestation de la tuberculose.

Certains croient que l'emphysème est une forme spéciale de tuberculose, une forme fibreuse, scléreuse, bien plus bénigne que la tuberculose pulmonaire chronique ordinaire. Pour quelques uns, elle provoquerait plus fréquemment des hémoptysies. Qu'il s'agisse d'une tuberculose à virulence spéciale très atténuée ou d'une défense particulièrement vigoureuse, d'une réaction scléreuse de la part d'un organisme résistant, il est inutile de le discuter ici. Rappelons cependant l'hypothèse soutenue récemment par M. PONCET (1905) d'une *tuberculose inflammatoire*, non spécifique histologiquement, qui serait la cause de bien des lésions congestives, fluxionnaires, fugaces tout d'abord, mais qui se répètent, durent, prennent alors une tendance plastique et scléreuse. Pour cet auteur, la plupart des accidents et des symptômes mis autrefois sur le compte de l'arthritisme, y compris l'emphysème, seraient d'origine tuberculeuse inflammatoire. Peut-être l'asthme, la bronchite pseudo-asthmatique, dont les rapports avec la tuberculose ne sont guère niables, sont-ils dus aussi à cette tuberculose inflammatoire.

Qu'il nous suffise de constater seulement l'intérêt considérable qu'il y aurait à résoudre cette question d'une manière définitive en raison des mesures de préservation à exercer dans l'entourage de tels malades s'ils sont vraiment des tuberculeux. En effet, considérés ordinairement comme non tuberculeux, ils toussent et crachent pendant des années au sein de leur famille, sans la moindre précaution hygiénique, semant peut-être les bacilles autour d'eux, infectant parents, femmes et enfants. C'est à propos de ces malades qu'on pourrait dire qu'ils sont d'autant plus dangereux qu'ils paraissent mieux portants.

Or quelles présomptions ou quelles preuves de tuberculose avons-nous chez eux ?

Ces présomptions ou preuves peuvent être tirées soit de l'examen du malade lui-même, soit de certaines recherches de laboratoire, soit de l'anatomo-pathologie.

L'interrogatoire des malades nous montre tout d'abord des *antécédents* souvent très nets au point de vue tuberculose. Tantôt il s'agit d'antécédents familiaux très chargés : un ou plusieurs membres de leur famille, de leur entourage immédiat, ont présenté une tuberculose évidente à laquelle ils ont pu se contagionner. tantôt c'est dans les antécédents personnels qu'on trouve soit une pleurésie, soit une hémoptysie, soit des bronchites à répétition et prolongées, soit des abcès froids, ganglionnaires ou osseux, des tumeurs blanches, etc. qui indiquent d'une façon certaine que le sujet est en puissance de tuberculose. Parfois, au moment même de l'examen, on trouve un foyer de tuberculose extra-pulmonaire en évolution, laryngite en particulier assez fréquemment.

L'*examen du poumon* permet lui aussi parfois de soupçonner ou d'affirmer la tuberculose. Quand cette dernière est arrivée à la période d'infiltration et bien plus encore à la période de ramollissement, l'existence de matité, de *râles sous-crépitants, d'une respiration soufflante localisés dans un sommet*, permet facilement d'affirmer la tuberculose. Il en est de même de la constatation d'une *zone de submatité* ou de matité sous-claviculaire unilatérale contrastant avec la sonorité normale ou exagérée du reste du poumon et de la région symétrique du côté opposé.

A ces périodes d'infiltration et de ramollissement c'est-à-dire à un moment où les lésions sont déjà massives et importantes, où l'on croirait que le diagnostic ne souffre aucune difficulté, il n'est pas rare de ne constater absolument aucun signe particulier dans les sommets, au moins au moment des poussées aiguës de la bronchite asthmatique. Déjà Potain, qui cependant croyait à la rareté de l'association de l'emphysème et de la tuberculose, faisait remarquer que chez le vieillard la coexistence de ces deux lésions est fréquente. Souvent, il est vrai, disait-il, les modifications de la sonorité et les râles sous-crépitants localisés au sommet, par conséquent d'origine tuberculeuse, sont masqués par la sonorité exagérée de l'emphysème et les râles ronflants de la bronchite. Il nous est arrivé plusieurs fois de faire la même constatation. M. Faisans nous a fait remarquer bien souvent la disproportion qui existait entre les signes fonctionnels et les signes physiques de la tuberculose dans ces cas : il est certain que l'emphysème, qu'il s'agisse d'emphysème aigu développé récemment au cours ou à l'occasion de la poussée de bronchite asthmatique, ou qu'il s'agisse d'emphysème chronique définitif, il est certain, disons-nous, que l'emphysème cache souvent des lésions plus profondes d'infiltration ou de ramollissement, les zones d'emphysème à sonorité exagérée se mêlant aux zones d'infiltration à sonorité diminuée pour donner un son hybride ou mixte qui peut par hasard être voisin du son normal ou du son du côté opposé.

Dans les poussées aiguës, les râles sous-crépitants, indices d'un ramollissement, peuvent être complètement masqués par le bruit de tempête produit dans les bronches par les ronflements, les sibilances, etc.

Il nous a été donné d'observer plusieurs malades de ce genre où le diagnostic de tuberculose nous paraissait très probable de par les antécédents, mais chez qui notre examen même prévenu ne nous permit ni de découvrir le côté malade ni même l'existence de la tuberculose ; et ce ne fut qu'après la période bronchitique aiguë que, les signes d'emphysème et de bronchite disparus, l'on put faire le diagnostic certain de tuberculose.

Si à ces périodes déjà avancées le diagnosticest difficile, on comprend qu'il le soit bien plus encore à la période de début, à la période de germination, à un moment où n'existent que des tubercules disséminés dans le sommet, sans conglomération ni infiltration, où les modifications (rudesse, affaiblissement) du murmure vésiculaire seules pourraient faire faire le diagnostic.

Cependant dans ces cas mêmes il est souvent permis de penser ou parfois de croire à la tuberculose. Notre maître M. Faisans insiste tout particulièrement sur la différence de la tonalité du son à la percussion et sur la différence de l'intensité du murmure vésiculaire dans les régions symétriques, particulièrement au sommet. D'après lui aussi, il arrive souvent que tout un côté présente un affaiblissement marqué de la respiration par rapport au côté opposé en cas de tuberculose.

Enfin *l'évolution ultérieure* des malades, quand on peut les suivre pendant de longues années notamment dans la clientèle de la ville, prouve souvent la nature tuberculeuse des lésions pulmonaires, ou du moins la coexistence de la tuberculose. Notre maître M. Faisans nous cita souvent plusieurs malades de ce genre qui finirent soit par une tuberculose pulmonaire chronique soit par une tuberculose aiguë.

Nous pouvons encore citer un malade suivi par Hirtz, dont il raconte l'histoire à une de ses leçons cliniques :

« J'ai suivi un malade un certain nombre d'années qui semblait réaliser le type parfait de l'emphysème constitutionnel consécutif à des bronchites hivernales. Il était atteint de bronchorrhée purulente, son embonpoint était bien conservé. Il était sujet à la dyspnée d'effort et à des accès d'asthme. Pendant vingt ans il fut le parfait emphysémateux ; vers l'âge de soixante ans il se mit à maigrir, et l'auscultation fit entendre des indices non douteux de la tuberculose et il mourut.

Un de ses fils mourut vers vingt-sept ans de phtisie à tendance fibreuse. L'autre vivant encore présente au sommet gauche une induration très marquée, des craquements secs, il a eu des hémoptysies abondantes ».

Les preuves qui peuvent être fournies par les *procédés de laboratoire*, consistent dans la recherche des bacilles de Koch dans les crachats. Il faut bien avouer que cette recherche est le plus souvent négative : tous les examens que nous avons fait ne nous ont pas montré de bacilles. Mais ceci n'est pas une preuve absolue qu'ils n'existent pas. Tout le monde est d'accord pour reconnaître que les bacilles dans ces cas sont extrêmement rares, ce qui ne doit pas étonner outre mesure : étant donné qu'il s'agit d'une tuberculose plutôt atténuée, fibreuse, à évolution extrêmement lente.

L'inoculation aux animaux devrait pouvoir donner des résultats plus précis. Nous nous proposons de faire plus tard des recherches en ce sens.

L'étude de la réaction à la tuberculine (injection sous-cutanée, cuti-réaction, ophtalmo réaction) pourrait, dira-t-on peut-être, renseigner sur la nature tuberculeuse de la maladie. Il nous est permis d'en douter, d'une part parce que chez l'adulte ces procédés n'ont peut-être pas la même valeur qu'on leur reconnaît chez l'enfant, d'autre part parce qu'un résultat positif ne prouverait qu'une chose, c'est que le malade est porteur d'une tuberculose, mais non que cette lésion siège dans ses poumons. On pourrait enfin dire que la tuberculose, fût-elle reconnue dans les poumons malades, pourrait n'être qu'une coexistence et non la cause de la bronchite asthmatique.

Malgré cette absence de preuve absolue qu'il s'agit dans beaucoup de cas sinon dans tous d'une forme de tuberculose, il n'en subsiste pas moins l'impression donnée par la clinique, par l'observation de cas nombreux et bien étudiés par des auteurs déjà nombreux. Notre maître M. Faisans nous a répété souvent à propos de cette question : « Je n'en ai pas la preuve, mais bien la conviction basée sur l'examen et l'évolution ultérieure de nombreux malades observés. »

L'*autopsie*, elle au moins, peut donner des renseignements intéressants, les preuves les meilleures, puisque le rôle de la tuberculose pourra, autant que cela est possible, être mis en évidence par l'anatomie macroscopique et surtout microscopique. Nous n'avons pas eu l'occasion de pratiquer des autopsies de bronchites asthmatiques. Mais nous pouvons rapporter les suivantes :

Obs. de Michel, 1854. — Malade, âgé de quatre-vingt-deux ans et sujet depuis vingt ans à des accès d'emphysème-bronchite et par moment à des crises d'étouffements, survenant surtout la nuit et sans cause fixe. Quelques jours après son entrée à l'hôpital, a une crise plus forte que les autres.

A l'examen matité dans les fosses sus-épineuse et sous-claviculaire droite. A l'auscultation gros râles sous-crépitants et souffle cavitaire à droite. A gauche respiration faible, expiration prolongée, râles crépitants. Pas d'élévation de température.

A *l'autopsie* on constate de la tuberculose à forme fibreuse.

Voici une autre non moins intéressante.

Obs. XI (Thèse de Beriel).

Diagnostic clinique. — Bronchite-emphysème avec sclérose rénale probable.

Autopsie. — Poumons emphysémateux.

Au sommet gauche cicatrice de nature tuberculeuse.

Obs. XII. — Sujet de soixante-quatre ans ayant présenté surtout depuis quatre ans des accès asthmatiformes et quelques crises d'angine de poitrine.

Fait trois séjours à l'hôpital. A son premier séjour on constate de la bronchite avec des accès d'oppression la nuit. Dans le second séjour il s'y ajoute des signes cardiaques : tachycardie, douleur rétro-sternale. Dans son dernier séjour, accès asthmatiformes, râles de pneumonie à la base droite, température à 40 degrés.

Autopsie. — Poumons emphysémateux. Sclérose aux sommets des deux poumons. Amas tuberculeux manifeste dans le ganglion du hile droit.

Dans nos observations personnelles, nous avons pu conclure à la présence de la tuberculose dans 12 cas sur 21 : Nous résumons ces douze cas de la façon suivante :

Obs. I. — Amaigrissement de 25 kilogr. en trois ans. Laryngite bacillaire probable. Sommet droit atteint.

Obs. IV. — Sœur morte d'un chaud et froid. Pleurésie.

Sommet gauche atteint.

Obs. VI. — Mère morte d'une bronchite (?) Pleurésie.

Obs. VIII. — Mère morte d'une bronchite (?) Réformé pour une bronchite (?) Laryngite bacillaire.

Râles ronflants plus nombreux à gauche.

Obs. IX. — Mère morte d'un chaud et froid.

Submatité au sommet droit.

Obs. X. — Hémoptysie abondante.

Murmure vésiculaire plus faible à gauche.

Obs. XI. — Râles sous-crépitants dans les deux sommets.

Obs. XV. — Laryngite bacillaire probable, râles ronflants plus nombreux à droite.

Obs. XVII. — Sommet gauche.

Obs. XIX. — Mère morte de tuberculose. Amaigrissement de 10 kilogr. Murmure vésiculaire plus faible à droite.

Obs. XX. — Murmure vésiculaire absent à gauche.

Obs. XXI. — Père mort tuberculeux.

Hémoptysie. Deux tiers supérieurs du poumon droit atteints

TRAITEMENT

Voici le traitement que nous avons vu appliquer dans le service de notre maître M. Faisans, et qui a été suivi sous notre direction personnelle par les malades dont nous rapportons l'observation.

Ce traitement consiste dans la recherche d'une dérivation intestinale et la désintoxication aussi simple que possible du tube digestif, au moyen d'une purgation énergique suivie d'un régime alimentaire et de lavages intestinaux.

1° PURGATION. — Aussitôt le diagnostic posé, on donne au malade une purgation énergique. M. Faisans après plusieurs essais s'est arrêté à l'eau-de-vie allemande qui lui a paru donner des résultats plus rapides et plus favorables que les purgatifs salins.

L'eau-de-vie allemande, ou teinture de jalap composée, a la formule suivante :

Racine de jalap	80	gr.
Racine de turbith................	10	»
Poudre de scammonée d'Alep....	20	»
Alcool à 60.....................	960	»

On en donne de 10 à 20 grammes suivant l'âge, le sexe.

le degré de dyspnée et de bronchite, l'état de fatigue du sujet. On y associe la même quantité de sirop de nerprun.

Cette purgation est donnée le matin à jeun en deux doses égales à vingt minutes d'intervalle dans du thé léger ou toute autre tisane.

On prescrit dans la matinée quelques tasses de liquide, thé léger ou tisanes.

Cette purgation produit généralement une diarrhée assez considérable, constituée pour une part par quelques matières fécales et d'autre part par une grande quantité de liquide séreux.

C'est surtout ce dernier résultat qu'il faut chercher : l'effet sera d'autant meilleur que cette diarrhée liquide sera plus abondante. Il se produit ordinairement quatre ou cinq garde-robes liquides, avec quelques coliques très modérées. Dans les cas où la purgation produit sept, huit garde-robes ou même davantage, le malade est bien un peu fatigué, mais le soulagement apporté d'autre part le console vite de cette fatigue.

Il est rare qu'on soit obligé de recommencer la purgation le lendemain. Dans quelques cas, comme nous le verrons, une seconde purgation peut être nécessaire au bout de quelques jours.

2° Régime lacté. — Dès la journée qui suit la purgation, le malade est soumis au régime lacté absolu : on lui donne deux litres et demi à trois litres et demi de lait par jour. Ce lait est ordinairement bouilli ; mais il est probable qu'il n'y aurait aucun inconvénient à donner du lait cru de vache reconnue non tuberculeuse et fraîchement recueilli.

Le lait est donné, au gré du malade, par petites quantités fréquemment renouvelées ou par quart ou tiers de litre toutes les deux heures.

Dans les cas où le lait est désagréable au malade ou difficilement supporté, on a recours aux petits moyens employés habituellement pour faire supporter le régime lacté (mélange d'eau de Vichy, d'eau de chaux, adjonction d'une petite quantité d'eau de fleur d'oranger, de menthe, de café, de thé).

Il est utile de conseiller au malade de se bien laver la bouche après chaque prise de lait avec de l'eau de Vichy afin d'éviter les fermentations lactiques de la bouche et le mauvais goût, l'haleine fétide qu'elles provoquent.

Si le malade se refuse absolument à suivre ce régime, fait exceptionnel d'ailleurs, car avec la patience et l'explication de la nécessité de ce régime, on arrive toujours à le faire accepter, ou si le lait est vraiment mal supporté, provoque des troubles digestifs, on remplacera le lait d'abord par le lait stérilisé, souvent mieux supporté, puis par le régime lacté végétarien, c'est-à-dire constitué par des crèmes de toute nature, du fromage blanc, des pâtes alimentaires, des bouillies de farines diverses, des purées de légumes, des légumes verts extrêmement cuits, tous ces aliments cuits à l'eau et additionnés d'un peu de beurre frais cru. Ce régime est moins efficace.

Le régime lacté sera continué jusqu'à amélioration très manifeste ou mieux jusqu'à guérison complète. Nous verrons tout à l'heure que c'est ordinairement du septième au dixième jour que l'alimentation ordinaire est reprise :

recommencée trop tôt, elle est parfois l'occasion du retour des accidents dyspnéiques et bronchitiques.

3° LAVAGES INTESTINAUX. — Ces lavages sont commencés le lendemain de la purgation, on les fait au moyen d'un bock avec tube de caoutchouc et d'une canule intestinale en caoutchouc souple de 30 centimètres de long. On se sert d'eau bouillie fraîche, c'est-à-dire à la température de 22 degrés environ. Le malade étant étendu sur le dos la canule enfoncée de 20 à 25 centimètres, on élève peu à peu le bock, en ne dépassant jamais 50 à 60 centimètres de pression c'est-à-dire de hauteur au-dessus du plan du lit. L'introduction de l'eau doit être lente et ne provoquer aucune douleur : en cas de douleur intestinale, de colique, de besoin d'expulsion, on serre un moment le caoutchouc et l'on reprend ensuite doucement jusqu'à ce que 2 litres d'eau aient pénétré dans l'intestin. Jamais cette quantité de 2 litres ne sera dépassée ; elle pourra, surtout dans les premiers lavages, être réduite à 1 l. 50 en cas de douleurs. Mais si la pression n'est jamais trop grande, si l'on met dix à douze minutes pour faire ce lavage, on arrive presque toujours aux 2 litres d'eau sans douleur.

Le malade reste immobile pendant l'introduction du lavage : de temps en temps on fait sur le ventre de légers massages dans la région des côlons ascendant et transverse, de bas en haut et de gauche à droite pour favoriser la pénétration du liquide jusqu'au côlon ascendant et au cæcum.

Quand l'eau est introduite en entier, on fait coucher le malade pendant quelques instants sur le côté droit, en faisant encore de légers massages du ventre comme précédemment.

L'eau du lavage doit être conservée pendant quelques instants, cinq à dix minutes. Au bout de ce temps, le malade a le droit de l'évacuer au premier besoin. Ordinairement il faut deux ou trois efforts, deux ou trois garde-robes pour expulser cette eau, et il semble que tout ne soit pas expulsé ; il en reste presque toujours une certaine quantité. Ce détail n'a aucun inconvénient et a peut-être quelque avantage.

Après le deuxième ou troisième jour du traitement, il est bon, en cas de constipation, de donner un lavement évacuateur de 250 grammes d'eau bouillie avant de pratiquer le lavage d'intestin

Ces lavages sont continués ordinairement jusqu'à amélioration manifeste, c'est-à-dire jusqu'au sixième ou septième jour en moyenne. Il faut ajouter qu'à l'hôpital les nécessités d'un service chargé, parfois la résistance des malades, font qu'on ne continue pas toujours ces lavages aussi longtemps qu'il y aurait intérêt. Nous croyons qu'il y aurait avantage à ne les cesser qu'en même temps que le régime lacté dont ils sont le complément.

Repos au lit. — Le repos au lit est prescrit à tous nos malades, et il faut bien avouer qu'après quelques jours de traitement il est difficile d'obtenir d'eux ce repos complet. Le repos est important, car il diminue la dyspnée et les efforts favorisant l'emphysème. M. Faisans insiste beaucoup sur ce point du traitement.

Abstention de tout médicament. — Avec ce traitement, et suivant l'exemple que nous avons eu nous n'avons donné à nos malades le plus souvent aucun médicament : le résultat ne paraît plus concluant. La toux elle-même est très améliorée par les effets généraux du traitement. Cependant, il sera parfois bon de donner un peu de sirop de codéine pour calmer les quintes de toux si elles sont trop fréquentes et trop pénibles. Le médicament même sera supprimé aussi vite que possible, car il peut produire un peu de constipation, ce que justement nous cherchons à éviter.

Résultats du traitement

RÉSULTATS GÉNÉRAUX. — Le traitement que nous venons d'exposer produit des résultats remarquablement rapides. Dès le deuxième jour, l'amélioration est manifeste et la guérison de la dyspnée et de la bronchite aiguë est parfois, dans les cas les plus favorables, obtenue en trois ou quatre jours ; ordinairement cette guérison complète n'arrive qu'au sixième ou septième jour. Il est exceptionnel d'avoir à attendre le dixième ou le quinzième jour dans les cas les plus graves.

Quelquefois il a fallu deux traitements, de cinq ou six jours chacun (obs. X, XII, XIX) pour amener la guérison, soit qu'un incident ait interrompu le premier traitement (obs. X), soit que le malade ait voulu absolument manger trop vite (obs. XII).

Enfin un de nos malades (obs. XIX) a été repris de signes de bronchites deux jours après la guérison apparente : mais ses étouffements ayant disparu, il a voulu sortir pour reprendre son travail.

Souvent, pour expérimenter avec plus de précision les effets du traitement, les malades ont été laissés pendant un, deux ou trois jours après leur entrée à l'hôpital, afin d'une part de se rendre compte de leur dyspnée et d'autre part de s'assurer si le repos seul, avec un peu de codéine, ne modifie pas la dyspnée et la bronchite.

*
* *

Voici comment les choses se passent ordinairement : LA DYSPNÉE s'améliore généralement dès la fin du premier jour, c'est-à-dire après la purgation drastique par l'eau-de-vie allemande et le sirop de nerprun. Quelques malades réveillés jusque-là chaque nuit régulièrement par une crise de pseudo-asthme, sont tout étonnés de dormir la nuit qui suit la purgation (obs. V). Cette amélioration persiste les jours et les nuits suivantes. La dyspnée permanente (en dehors des crises) persiste un ou deux jours tout en s'améliorant progressivement. Mais les crises de pseudo-asthme sont *exceptionnelles* après la purgation. Nous n'avons observé que trois exemples du retour de ces crises, qui ne se produisirent d'ailleurs qu'une seule fois dans chaque cas.

La dyspnée d'effort semble améliorée, elle aussi, tout au moins pendant le séjour des malades à l'hôpital à la suite du traitement. Nous avons vu que cette dyspnée d'effort est relativement rare. Elle tient vraisemblablement pour une grande part à l'emphysème et il est probable qu'elle se reproduit ultérieurement, car l'emphysème chronique persiste naturellement.

La bronchite persiste plus longtemps que la dyspnée. Elle s'atténue ordinairement dès le troisième jour où on constate une diminution notable des râles ronflants et sibilants, ainsi que des râles sous-crépitants disséminés. Le quatrième jour, il n'est pas rare de les voir disparaître complètement pendant un instant, après qu'on a fait tousser le malade et du cinquième au septième jour ordinairement toute la bronchite a disparu. Parfois les râles ronflants et sibilants durent dix jours, *très rarement* douze à quinze jours : mais dans tous les cas la dyspnée a depuis longtemps disparu complètement. Il est probable que dans certains cas il y a une élément de bronchite chronique plus difficile à améliorer.

Les râles crépitants des bases restent presque toujours sans changement. Il n'y a rien de très étonnant à cela si on se rappelle combien sont fréquents ces râles de la base chez les asthmatiques, les emphysémateux, les bronchitiques chroniques : il est probable qu'il s'agit de congestions mécaniques chroniques de la base, et dans des cas plus rares de foyers tuberculeux de la base.

L'emphysème se comporte différemment suivant sa nature : Quand il s'agit d'*emphysème aigu*, existant depuis peu, s'étant vraisemblablement développé en même temps que la poussée aiguë de bronchite asthmatique, et faisant probablement partie du même complexus morbide, tenant vraisemblablement aussi à la même cause, on observe une amélioration progressive parallèle à l'amélioration de la bronchite : l'inspiration humée et l'inspiration prolongée disparaissent en même temps que les sibilances. (obs. XIII).

Quand il s'agit *d'emphysème chronique* de date ancienne, cet emphysème persiste après le traitement. Cependant, même dans un cas d'emphysème chronique, il est probable qu'avec la poussée aiguë de bronchite, l'emphysème s'exagère momentanément, car certains de nos malades présentent à la fin du traitement une inspiration notablemsnt moins prolongée qu'au moment de leur entrée à l'hôpital (obs. XII. XVIII).

La TUBERCULOSE se manifeste par divers symptômes surajoutés au syndrome bronchite-emphysème. Ces signes naturellement persistent sans changement : submatité ou matité, affaiblissement localisé du murmure vésiculaire, craquements et râles sous crépitants du sommet.

∴

Il serait intéressant de comparer les résultats de notre traitement avec les divers autres traitements de la bronchite asthmatique. Malheureusement cela est difficile. Tout d'abord nous avouons que nous n'avons personnellement aucune expérience de ces autres traitements. Il n'y a donc que deux manières de se faire une opinion : demander aux malades déjà soignés antérieurement s'ils sont plus et plus vite soulagés par le traitement que nous préconisons — et chercher dans les observations publiées par d'autres auteurs les résultats thérapeutiques.

Les renseignements donnés par les malades au point de vue des traitements antérieurs sont ordinairement des plus vagues ; ils ne se rappellent pas ce qu'on leur a donné, combien de temps ils sont restés malades, etc., il n'y a donc en conscience aucune créance à accorder à ces renseignements.

Quant aux observations publiées, il est aussi difficile de se faire une opinion sur elles : le sujet qui nous occupe a donné lieu à bien des travaux, mais il faut reconnaître que bien peu de ceux-ci ont trait à la thérapeutique et que la plupart des observations se terminent par des indications de ce genre : traitement ioduré, le malade s'est trouvé très amélioré, traitement belladoné, amélioration, etc., sans détails et sans relation des phénomènes observés.

C'est ainsi que nous trouvons dans la thèse de Hertz.

... En 1876 entre dans le service de M. Delpech pour bronchite-emphysème, accès d'asthme la nuit, qu'on parvient à calmer par *la belladone et des fumigations de datura stramonium*. Sorti à peu près guéri *au bout de trois semaines*

Dans celle d'Aslanian.

Obs. II. — Le malade entre le 30 janvier et sort le 21 février *amélioré*. Le traitement consiste en applications révulsives sur la poitrine, en une médication tonique. Les accès du dyspnée ont été traités par un julep gommeux contenant 2 grammes d'iodure de potassium associé à 5 milligrammes d'opium.

Obs. IV. — Séjour d'un mois. Râles de bronchites disparaissent. Craquements persistent. Même traitement.

Dans celle de Pujade.

Obs. VIII. — Le malade atteint de crises pseudo-asthmatiques entre le 25 février, sort le 14 mars. Iodure de potassium pendant quinze jours.

Il faut bien avouer qu'il est difficile de se faire une opinion impartiale d'après de telles observations. Nous nous référerons une fois de plus à l'autorité de notre maître, M. Faisans, qui, bien souvent, à propos de ces malades, nous a dit toute la satisfaction qu'il avait de ce traitement depuis cinq ou six ans qu'il l'emploie, et l'efficacité bien plus grande de cette désintoxication par la purgation, les lavages intestinaux et le régime que celle des différents traitements, belladoné, ioduré, morphine, arsenical qu'il appliquait autrefois dans de pareils cas. La durée ordinaire d'un accès de bronchite asthmatique est de trois semaines au moins d'après l'opinion de la plupart des médecins.

Les ventouses jouissent auprès d'un bon nombre de malades d'une grande faveur : elles les ont soulagés bien souvent, disent-ils, mais il n'y a là qu'une action passagère qui ne persiste jamais plus d'une journée. Les ventouses scarifiées auraient, nous semble-t-il, une activité plus appréciable, à condition de soustraire une quantité de sang assez importante, de faire une véritable saignée qui diminuerait l'intoxication interne, qui désintoxiquerait momentanément l'organisme. Nous n'y avons pas eu recours.

Nous avons eu l'occasion de voir plusieurs médecins venant dans le service de notre Maître, à qui l'on montrait nos malades, et qu'on interrogeait au sujet des résultats comparatifs, se montrer souvent surpris des améliorations obtenues par cette méthode.

Mode d'action probable du traitement
Rôle de l'auto-intoxication

Les résultats vraiment remarquables obtenus par notre méthode de traitement peuvent surprendre au premier abord. On peut se demander comment une thérapeutique, qui s'adresse surtout au tube digestif, peut agir si rapidement et si profondément sur l'appareil pulmonaire, sur la dyspnée et la bronchite.

Nous nous sommes posé la question du mode d'action de ce traitement et si nous n'avons pas la prétention d'en donner l'explication claire et exacte, nous pouvons au moins exposer les raisons qui nous ont paru les plus plausibles de cette action.

1° Tout d'abord, nous remarquons que le traitement n'influence, comme on aurait pu s'y attendre *a priori*, ni les lésions tuberculeuses, ni l'emphysème préexistant, chronique, ni les lésions surajoutées.

Par contre, la dyspnée, la bronchite et l'emphysème aigu (de même âge que la bronchite aiguë) sont très rapidement améliorés et guéris. Cette association des trois symptômes n'est pas faite pour surprendre : ils sont en effet intimement liés l'un à l'autre dans leur évolution, et ne sont évidemment que trois parties d'un seul syndrome, que trois effets d'une cause commune qui est à la source de la bronchite asthmatique. Ces trois symptômes se retrouvent liés de la même façon dans l'asthme vrai. Nous pouvons en passant faire remarquer que l'emphysème est d'après la plupart des auteurs la conséquence mécanique de la bronchite et de la dyspnée (Hirtz) ; mais peu nous importe.

2° Comment notre traitement, qui agit sur le tube digestif, peut-il améliorer et guérirla dyspnée et la bronchite?

Il faut pour cela arriver à une idée pathogénique de la bronchite asthmatique un peu spéciale. que, d'après l'enseignement de notre maître, M. Faisans, nous allons tâcher d'exposer le mieux qu'il nous sera possible.

Nous ne passerons pas en revue toutes les théories qui ont été invoquées pour expliquer la pathogénie de l'asthme ou des états asthmatiques, et, par suite, de la bronchite asthmatique qui nous occupe. Tout le monde s'accorde aujourd'hui pour mettre les sécrétions bronchiques et la dyspnée au même rang de phénomènes connexes dus à la même cause. L'un n'est pas sous la dépendance de l'autre.

Il est universellement admis, et l'on est bien obligé de l'admettre quand on examine de près ce syndrome paroxystique, que le système nerveux joue un rôle prédominant dans la production de ces états asthmatiques ou pseudo-asthmatiques, car ce qui a été dit pour les uns est valable pour les autres. Qu'il y ait spasme inspiratoire, spasme expiratoire, spasme bronchique de Reissessen, spasme du diaphragme, n'importe, il faut admettre l'influence nerveuse prédominante.

Or le trouble nerveux qui cause à la fois la dyspnée et la bronchite ne peut s'expliquer que de deux façons :

Ou bien il s'agit d'un trouble nerveux pulmonaire local, c'est-à-dire produit dans le poumon même par une lésion quelconque, tuberculeuse, congestive, inflammatoire ou toxique qui irriterait les terminaisons nerveuses pneumo-gastriques et produirait par voie réflexe à la fois d'une part le rythme respiratoire spécial et la contraction soit des muscles inspiratoires, soit des muscles expiratoires, soit des muscles bronchiques de Reissessen, soit du diaphragme et d'autre part la congestion et la sécrétion bronchiques, ce réflexe parti de la muqueuse broncho-pulmonaire gagnerait par les fibres centripètes du pneumogastrique les centres respiratoires bulbaires et reviendrait aux muscles, à la muqueuse, aux vaisseaux respiratoires par les fibres centrifuges de ce même nerf (asthme pneumo-bulbaire de G. Sée).

Ou bien il s'agit d'un trouble primitif des centres respiratoires bulbaires : en ce cas la cause première pourrait être absolument extra-broncho-pulmonaire. Il pourrait s'agir soit d'une névrose bulbaire, soit d'une irritation ou inhibition quelconque des centres respiratoires, par lésions, par trouble fonctionnel réflexe ou par trouble toxique.

L'hypothèse d'une lésion anatomique permanente ou passagère du bulbe comme cause des états asthmatiques ne peut pas être soutenue L'hypothèse d'une névrose bulbaire est celle qui rallie certainement le plus grand nombre d'auteurs. Mais la cause de cette névrose reste inconnue. La diathèse neuro-arthritique à laquelle on rattache l'asthme ne donne qu'une idée bien vague, non de sa pathogénie, mais des conditions constitutionnelles qui sont fréquemment observées chez les asthmatiques : elle ne fait que déplacer la difficulté.

Si l'on cherche la cause ordinaire des différentes

dyspnées qui ne reconnaissent pas une cause mécanique évidente, comme la pneumonie, la pleurésie, la compression directe des nerfs pulmonaires ou bulbaires (réflexe), on voit que ces dyspnées sont dues le plus souvent à une cause toxique. La plupart des dyspnées non mécaniques sont dues à une altération des humeurs de l'organisme, en particulier du sang, que cette altération soit d'origine externe, comme dans l'intoxication par l'oxyde de carbone, comme dans l'asphyxie (diminution de l'oxygène, augmentation de l'acide carbonique du sang), ou qu'elle soit d'origine interne comme dans l'urémie (altération sanguine complexe), dans la dyspnée cardiaque (insuffisance sanguine) en qualité et en quantité (irrigation insuffisante) comme dans les anémies profondes (*id.*) (Cheyne-Stokes), comme dans les infections graves (toxines).

Le résultat de ces diverses modifications sanguines peut être une dyspnée d'origine bulbaire par excès ou par défaut, par irritation ou par inhibition tonique des centres respiratoires.

La théorie nerveuse de l'asthme, qui est, de par la clinique, vraisemblablement applicable au moins pour une part aux pseudo-asthmes en général et à la bronchite asthmatique en particulier, si voisine de l'asthme vrai, n'exclue pas l'hypothèse d'une intoxication. Celle-ci, en effet, pourrait fort bien agir sur le système nerveux qui produirait alors le syndrome asthmatique, comme il produit le coma sous l'influence de l'intoxication urémique ou diabétique, comme il produit l'hyperthermie sous l'influence des infections, comme il produit la tachycardie ou la bradycardie sous l'influence de certains médicaments, de certaines infections ou auto-intoxications (ictère, goitre exophtalmique, etc.).

Ces considérations théoriques, tirées de faits cliniques, permettent de poser l'hypothèse de la cause toxique de la dyspnée et de la bronchite, des états asthmatiques. Il y a longtemps que M. Bouchard avait signalé une dyspnée paroxystique rappelant l'accès d'asthme chez des malades atteints de dilatation d'estomac : il incriminait plutôt l'intoxication que le réflexe. M. Huchard avait émis l'hypothèse que l'asthme essentiel dit nerveux est le résultat d'une intoxication ptomaïnique. Schlemmer pense que l'asthme vrai est causé par l'accumulation d'acide urique dans le sang, à la faveur de la diminution passagère de son alcalinité.

L'hypothèse de la cause toxique, auto-toxique des dyspnées et bronchites asthmatiques, trouve d'ailleurs des arguments dans les faits suivants : on sait combien fréquemment l'asthme est lié à d'autres manifestations d'un état général altéré : les lésions de la peau, eczéma, psoriasis, des troubles divers, migraine, accès de goutte se voient fréquemment chez les asthmatiques, coïncidant avec les accès d'asthme ou les remplaçant.

D'autre part, les phénomènes bronchiques (congestion, sécrétions) peuvent très bien s'expliquer par la même cause toxique : ne connaissons-nous pas pas la dyspnée urémique *sine materiæ*, les bronchites albuminuriques de Lasègue, la dyspnée de Cheyne-Stokes dans l'albuminurie et les cardiopathies.

Toutes ces raisons nous donnent le droit de supposer que la dyspnée et la bronchite asthmatiques sont dues pour une part au moins, à une cause première toxique. Enfin, quelle meilleure preuve pourrions nous donner que les résultats du traitement exposé ci-dessus qui, comme nous le verrons tout à l'heure, n'est qu'un moyen de désintoxication générale de l'organisme.

Quant à savoir la cause première, les éléments de cette intoxication, nous ne pouvons que nous livrer à des hypothèses bien fragiles.

Il est possible qu'il s'agisse d'une combustion incomplète de certains éléments nutritifs de l'organisme.

Ralentissement de la nutrition de Boucharel, diminution de l'alcalinité du sang et augmentation de l'acide urique (Schlemmer, etc.) Il est possible qu'un trouble de n'importe laquelle des sécrétions internes, dont le rôle apparait de jour en jour plus important, soit en cause. Il est possible qu'il s'agisse d'une intoxication d'origine musculaire, d'origine hépatique, d'origine rénale ; mais il est possible aussi qu'il s'agisse purement et simplement d'une intoxication gastro-intestinale : les résultats de notre traitement pourraient nous autoriser à le penser.

Les auto-intoxications d'origine digestive sont loin d'être encore complètement connues et leur importance en pathologie générale devient cependant plus grande de jour en jour. Bien des auteurs y cherchent la cause de nombreux syndromes mal définis chlorose, anémie pernicieuse, purpura, maladie de Barlof, ostéomalacie, rachitisme, rhumatisme chronique, etc.;

Nous ne rappellerons pas toutes les causes d'intoxication gastro-intestinale, capables d'influer l'organisme.

Qu'il nous suffise de dire que l'intestin grêle parait jouer un rôle peu important dans ces phénomènes d'intoxication, au moins chez l'adulte, et que seul le gros intestin est le siège de deux ordres de phénomènes également toxiques :

1° La putréfaction des albuminoïdes ou corps azotés (production des ptomaïnes) ;

2° La pullulation des micro-organismes aérobies ou anaérobies (toxines microbiennes).

Si nous considérons les bons résultats donnés par notre traitement il ne semble pas trop hardi d'émettre l'hypothèse que l'intoxication gastro-intestinale joue un rôle important dans la production des phénomènes pulmonaires qui nous occupent.

On pourrait encore chercher à savoir quels sont les éléments de cette intoxication, si ce sont les ptomaïnes, les éthers sulfo-conjugés (phénol, indol, scatol), la créatine, la xanthine et autres, ou les toxines aérobies et anaérobies.

Ces questions réclameront vraisemblablement beaucoup de recherches avant d'être élucidées.

Si cette intoxication intestinale existe, elle peut agir directement sur les centres nerveux, sur les centres respiratoires en particulier par intoxication sanguine. Elle peut aussi agir sur les extrémités nerveuses du pneumogastrique par l'intermédiaire des produits toxiques que la muqueuse broncho-pulmonaire pourrait éliminer.

***

Quoi qu'il en soit, qu'il s'agisse d'une intoxication digestive et surtout du gros intestin, ou d'une intoxication de nature indéterminée, nous pouvons expliquer l'effet du traitement de la façon suivante :

C'est un traitement de désintoxication à la fois locale et générale.

Le *purgatif drastique* (eau-de-vie allemande et sirop de nerprun) agit sur l'intestin en provoquant une inflammation généralisée de la muqueuse intestinale dont la conséquence est la sécrétion à la surface de cette dernière d'une assez grande quantité d' « eau » (purgatif hydragogue) ou mieux de liquide séreux évidemment tiré du sérum sanguin : il se produit donc une sorte de « saignée blanche » qui se traduit par une diarrhée plus ou moins abondante et, qui débarrasse le sang d'une certaine quantité de sérum. En admettant que ce sérum soit toxique pour une raison ou pour une autre, on soustrait ainsi à l'organisme une part de ses toxines.

De plus l'action mécanique du purgatif débarrasse l'intestin des résidus alimentaires et de la plus importante partie des micro-organismes.

Le *régime lacté* agit de trois manières :

1° En fournissant à l'organisme un aliment aussi peu toxique que possible, peu fermentescible, ne pouvant donner naissance qu'à peu de ptomaïnes, généralement inaltéré avant l'ingestion ;

2° En introduisant dans le tube digestif une assez forte quantité de lactose, et de ferments lactiques, dont les propriétés antiputrides sont bien connues. Sous l'influence de ces derniers, défavorables aux anaérobies, la putréfaction diminue de 60 0/0 ;

3° En favorisant la diurèse, c'est-à-dire l'élimination d'un certain nombre des produits toxiques du sang.

Les lavages intestinaux agissent :

1° En débarrassant le gros intestin de son contenu, aussi rapidement et aussi régulièrement que possible, par conséquent en empêchant la stase et les fermentations putrides.

2° En laissant dans l'intestin une certaine quantité d'eau, qui, absorbée par la muqueuse intestinale en vertu des lois de l'osmose, dilue le sérum sanguin et aide au lavage du foie, des autres viscères et des tissus et favorise également la diurèse.

Enfin le *repos au lit* est utile, en évitant le surmenage et la suractivité cellulaire de tous les tissus.

C'est donc bien là un traitement de désintoxication générale autant que locale.

OBSERVATIONS

Ces observations — *résumées* — ont été prises dans le service de notre maître, M. Faisans, à l'Hôtel-Dieu. Nous ne rapportons qu'un certain nombre de celles que nous avons prises, au hasard. Nous avons eu l'occasion de voir — en outre de ces malades — plus de 25 ou 30 cas identiques, soumis au même traitement, avec le même succès.

OBSERVATION I

Bronchite asthmatique datant de trois ans (?)
Dyspnée permanente paroxystique.
Tuberculose certaine.
Soumis au traitement le 24, amélioré le 26, guéri le 28.

N... Henry, âgé de vingt-cinq ans, casquetier, entre le 20 juin 1908, salle Saint-Augustin lit n° 10 pour des étouffements.

Antécédents héréditaires. — Ne présentent rien de particulier.

Antécédents personnels. — N'était jamais malade jusqu'à l'âge de vingt-deux ans. Présente quelques troubles nerveux : quand il a peur de quelque chose il sent son corps se couvrir de sueur et des picotements dans tous les membres. Il y a trois ans il commence à maigrir sans cause apparente. En même temps est très gêné pour respirer, tousse et crache. Ces divers troubles le décident à entrer à l'Hôtel-Dieu, dans la même salle, où il se trouve actuellement. Il n'y reste que quatre jours. D'après le malade on ne lui a rien trouvé. Continue toujours à maigrir. A des crises d'oppression dans la journée et le matin au lit, en se réveillant (probablement de la toux). *Neuf mois après* rentre de nouveau à l'hôpital pour les mêmes troubles et y reste huit jours. *Il y a deux ans* il va en Russie et, en revenant à Paris, tombe malade à Cracovie. Il entend prononcer le mot de bronchite dans le service où on le soigne. Il serait sorti de l'hôpital non amélioré. *L'année dernière* est pris de frissons, on le transporte à l'hôpital où il prétend de nouveau avoir entendu le mot de « bronchite ». Quitte l'hôpital après un séjour de quinze jours. *Cette fois* ne serait malade que depuis une quinzaine de jours. Tousse et crache plutôt moins qu'avant, mais par contre sa gêne respiratoire est beaucoup plus forte. Cette dernière le prend autant au lit pendant le repos, qu'en marchant. Ne présente pas de crises de dyspnée franches, mais par moments son oppression est plus intense.

Sa voix est enrouée : il dit de l'avoir telle depuis l'enfance. Le serait davantage depuis six ans.

A des sueurs nocturnes. Son appétit est conservé. A maigri de 25 kilos pendant les trois ans qu'il est malade.

N'a jamais craché le sang.

Examen le 21 juin. — Facies amaigri, pâle.

Appareil respiratoire. — En avant :

Inspection. — Thorax un peu bombé, avec dépressions sus et sous-claviculaires.

Palpation. — Vibrations exagérées au sommet droit.

Percussion. — Matité au sommet droit sous la clavicule.

Auscultation. — Murmure vésiculaire faible partout, absent par endroits. Inspiration humée, expiration très prolongée. Râles ronflants et sibilants. Plus nombreux au sommet droit.

En arrière :

Palpation. — Vibrations exagérées au sommet droit.

Percussion. — Submatité dans la fosse sous-épineuse droite.

Auscultation. — Les mêmes signes qu'en avant.

23 juin. — Le malade se plaint d'avoir été très oppressé la nuit du 22 au 23.

24 juin. — Est mis au traitement. On lui prescrit le régime lacté. Purgé le matin.

25 juin. — Lavage intestinal. Pas de changement appréciable dans son état.

26 juin. — Lavage intestinal. Le malade sent son oppression diminuer.

27 juin. — Les râles ronflants ont disparu presque complètement. Quelques-uns persistent à droite. L'expiration est encore un peu prolongée.

28 juin. — Lavage intestinal. L'état du malade est très satisfaisant. Commence à manger.

29 juin. — Rien de particulier.

S'en va quelques jours plus tard.

OBSERVATION II

Bronchite asthmatique datant de deux ans.
Crises d'asthme intermittentes. Dyspnée d'effort.
Soumis au traitement le 26, amélioré le 28, guéri le 30.

F..., âgé de vingt-trois ans, coiffeur, entre le 26 novembre 1908, salle Saint-Augustin pour des étouffements.

Antécédents héréditaires. — Nuls.

Antécédents personnels. — Fièvre typhoïde à seize ans. Syphilis à dix-huit ans. S'enrhume facilement depuis qu'il a eu sa fièvre typhoïde.

Il y a deux ans, en allant faire son service militaire, à la sortie du train il a été pris d'une crise d'étouffements sans cause apparente. Il a été forcé de s'arrêter chez ses parents. Il y est resté huit jours, pendant lesquels il avait plusieurs crises d'étouffements Ces derniers le prenaient surtout la nuit vers deux heures du matin. Il se levait de temps en temps et allait ouvrir sa fenêtre pour pouvoir respirer. La position assise le soulageait également. Ces crises duraient une demi-heure à une heure. Toussait pendant et après la crise. La toux s'accompagnait de crachats.

Le médecin qui l'avait soigné, lui a fait mettre de la teinture d'iode. Le malade n'aurait pas été amélioré et est parti pour faire son service militaire non guéri. Là il est entré à l'hôpital militaire toujours pour ses étouffements. On lui a donné une potion et on lui a mis des ventouses sèches. Etait un peu amélioré. A été réformé temporairement et est revenu à Paris. A été repris d'une nouvelle crise d'étouffements, mais moins forte que la première fois. En même temps il est devenu jaune. Pour tous ces troubles, il est entré à l'Hôtel-Dieu, salle Saint-Charles. On lui a mis des ventouses scarifiées. Deux jours après la pose des ventouses les étouffements auraient presque complètement disparu.

Il y a quatre mois, troisième crise d'étouffements. Le malade demande lui-même à la consultation qu'on lui mette des ventouses scarifiées. Amélioré immédiatement.

Dyspnée d'effort depuis un certain temps. N'a jamais craché le sang. N'a pas maigri. Tousse presque toujours.

Cette fois étouffements depuis le 25 novembre.

A l'examen le 26 novembre 1908. — Murmure vésiculaire faible. Inspiration humée. Expiration très prolongée, râles ronflants et sibilants.

Quatre lavages, le *27*, le *28*, le *29* et le *30* novembre.

28 novembre. — Les étouffements ont complètement disparu. Les râles ronflants sont beaucoup moins nombreux.

30 novembre. — Tout va pour le mieux.

2 décembre. — Respiration normale. Plus un seul râle dans la poitrine. Le malade commence à manger.

4 décembre. — Rien de nouveau.

OBSERVATION III

Bronchite asthmatique depuis dix ans.
Crises de pseudo-asthme et dyspnée permanente.
Soumis au traitement le 6 décembre. Amélioré le 9. Guéri le 12.

M... S..., âgé de trente-huit ans, marchand, entre le 5 décembre 1908, salle Saint-Augustin, lit n° 19 *bis*, pour de la toux et des étouffements.

Antécédents héréditaires. — Mère morte à trente ans, s'enrhumait tous les hivers.

Antécédents personnels. — Il y a seize ans est restée au lit huit à dix semaines pour une « inflammation du poumon » (?) : avait un point de côté à gauche, toussait et crachait.

Depuis dix ans est sujet aux crises d'étouffement. Ces dernières le prennent la nuit, durent une vingtaine de minutes. Est obligé de s'asseoir sur son lit pour ne pas étouffer. Eprouve un besoin d'air frais : ouvre sa fenêtre. Ces crises sont suivies de toux et d'expectoration. Pendant une quinzaine de jours reviennent toutes les nuits. Disparaissent pour réapparaître après une période d'accalmie plus ou moins longue. A également de la dyspnée permanente, sans cause, même au repos. Pas de dyspnée d'effort.

L'été il a très peu de crises de dyspnée.

Il y a huit ans est resté à la Pitié pour un état indéterminé.

Tousse beaucoup l'hiver.

Cette fois étouffements depuis trois à quatre jours, crises pendant quatre nuits consécutives.

Les crises sont assez fortes : de plus sa toux est très intense, est suivie de plus d'expectoration muco-purulente. Aurait remarqué quelques filets de sang (?) dans ses crachats.

Examen le 6 décembre 1908. — Facies amaigri, pâle. Expiration très gênée.

Appareil pulmonaire :

Inspection. — Thorax avec dépressions.

Palpation et percussion. — Rien.

Auscultation. — Inspiration faible et humée. Expiration très prolongée. Râles ronflants et sibilants peu nombreux en avant, très nombreux en arrière.

Soumis au traitement le 6 décembre.

7 décembre. — Lavage. Le malade n'a plus ces crises de dyspnée la nuit. Est toujours oppressé quand même.

8 décembre. — Lavage.

9 décembre. — Lavage. L'oppression est beaucoup moins forte. L'expiration n'est plus gênée à la vue.

Les râles ronflants ont notablement diminué.

10 décembre. — Lavage.

11 décembre. — Lavage. Le malade se sent très peu oppressé. Les râles ronflants ont disparu.

12 décembre. — On supprime les lavages. Le malade mange.

OBSERVATION IV

Bronchite asthmatique datant de deux ans.

Crises de dyspnée.

Tuberculose certaine.

Soumis au traitement le 19, amélioré le 22, guéri le 26.

P..., âgé de cinquante et un ans, journalier, entre le 19 septembre 1908, salle Saint-Augustin, lit n° 15 *bis* pour de la gêne respiratoire et pour une douleur dans le côté gauche.

Antécédents héréditaires. — Sœur morte d'un chaud et froid.

Antécédents personnels. — Fièvre paludéenne à vingt-quatre ans.

Rhumatisme à vingt-neuf ans, syphilis en 1900. Pleurésie il y a trois ans et demi : a eu un point de côté à gauche, est resté six mois au lit avec 39°5 ; on lui a fait une ponction et on lui a retiré 2 lit. 1/2 de liquide.

L'hiver suivant a passé six semaines à la Pitié pour de l'oppression et de la toux. Au mois de mai 1908 a été soigné dans le service pendant quinze jours. N'a pas été soumis au régime lacté et aux lavages.

Depuis sa pleurésie aurait des étouffements la nuit, qui l'empêchent de dormir. Donne de mauvais renseignements sur la nature et la durée de ses crises de dyspnée.

Cette fois souffre d'un point de côté à gauche depuis le 18 septembre.

La nuit du 18 au 19 il n'a pas pu dormir étant très gêné pour respirer. Toutes les demi-heures il se réveillait.

Examen le 20 septembre.

Appareil respiratoire.

En avant :

Inspection. — Dépressions sus et sous claviculaires.

Percussion. — Submatité sous la clavicule à gauche.

Palpation. — Rien d'anormal.

Auscultation. — Murmure vésiculaire très faible partout. Inspiration courte, expiration très prolongée. Râles ronflants et sibilants disséminés dans toute la poitrine.

En arrière :

Percussion. — Submatité à gauche dans les fosses sus et sous-épineuses.

Palpation. — Vibrations normales.

Auscultation. — Murmure vésiculaire très faible. Le côté gauche ne respire pas du tout. Inspiration humée, expiration prolongée. Râles ronflants partout. Le malade est purgé le 19 au matin. On lui fait un lavage le 20.

21 septembre. — Lavage.

22 septembre. — Le malade a l'air de mieux respirer. Râles ronflants, commencent à diminuer. Lavage.

23 septembre. — Lavage.

24 septembre. — Le côté gauche ne respire toujours pas. Les râles ronflants ont presque complètement disparu.

Le malade a passé une bonne nuit, n'est plus oppressé.

26 septembre. — Commence à manger, n'a plus de râles, mais l'expiration reste prolongée.

26 septembre. — Rien de nouveau. S'en va le 1er.

OBSERVATION V

Bronchite asthmatique datant de quelques jours.
Crises d'oppression nocturnes.
Soumis au traitement le 19, amélioré le 23, guéri le 26.

J..., âgé de vingt-huit ans, garçon de salle, entre le 18 septembre 1908, salle Saint-Augustin, lit n° 3 *bis* pour « un rhume »

Antécédents héréditaires. — Parents bien portants.

Antécédents personnels. — Bronchite à vingt et un ans au régiment.

Fièvre typhoïde à vingt-quatre ans.

Ethylique ; tremblement, cauchemars la nuit, nausées le matin. Boit 3 litres de vin à peu près par jour.

S'est enrhumé il y a huit jours. Son nez coulait pendant deux jours et il éternuait continuellement. Tousse un peu, ne crache que le matin.

La nuit du 15 au 16 il fut pris d'une crise d'oppression, qui a duré une demi-heure environ et a été suivie de toux et de crachats. La nuit suivante fut encore plus mauvaise. Le soir avant de se coucher, il avait mangé comme d'habitude. Mais ayant ressenti une sorte de malaise, il se mit au lit vers huit heures du soir. De neuf heures jusqu'à minuit fut très gêné pour respirer, Il se leva plusieurs fois, ce qui le soulageait de ses crises d'étouffement. Vers minuit il se rendormit. Le lendemain matin il entre à l'hôpital. N'a jamais eu de la dyspnée d'effort.

Examen le 19 septembre 1908.

Inspection. — Thorax bien constitué.

Percussion. — Sonorité normale.

Palpation. — Rien.

Auscultation. — Murmure vésiculaire très faible.

Inspiration brève, expiration très prolongée, les râles ronflants et sibilants remplissent la poitrine ; 15 grammes d'eau-de-vie allemande et 15 grammes de sirop de nerprun.

20 septembre. — Lavage.

21 septembre. — Le malade a le facies un peu reposé. Lavage.

22 septembre. — Lavage.

23 septembre. — Lavage. Le malade n'a pas eu de crises d'oppression depuis son entrée. Son expiration n'est presque plus gênée. Les râles ont beaucoup diminué et disparaissent après la toux.

25 septembre. — La respiration est redevenue normale. Les râles ont disparu.

26 septembre. — Le malade commence à manger. N'a plus de râles à l'auscultation. Conserve ses signes d'emphysème.

28 septembre. — Etat des plus satisfaisants. Quitte l'hôpital.

OBSERVATION VI

Bronchite asthmatique datant de trois ans.
Dyspnée intermittente.
Tuberculose probable.
Soumis au traitement le 10, amélioré le 13, guéri le 19.

F.., âgé de quarante-deux ans, serrurier, entre le 8 octobre 1908, salle Saint-Augustin, lit n° 9.

Antécédents héréditaires. — Mère morte d'une bronchite.

Antécédents personnels. — Pleurésie à dix ans, pour laquelle est resté huit mois au lit. Tousse depuis. Fluxion de poitrine (?)

à vingt-deux ans, quatre mois au lit. A l'âge de trente-neuf ans entre à l'hôpital pour des points de côté et des étouffements. Avant cette époque n'était jamais oppressé au lit.

C'est un alcoolique : n'a pas de tremblements, mais a des cauchemars la nuit et des pituites le matin. Boit 2 à 3 litres de vin par jour.

Depuis trois mois n'est pas à son aise, ressent de la faiblesse générale et ne peut pas travailler comme avant. Points de côté depuis deux mois.

Il y a un mois et demi a pris froid et s'est mis au lit en rentrant chez lui. Est pris des crises d'étouffements, qui durent une vingtaine de minutes. Tousse et crache. La nuit se réveille souvent très gêné pour respirer. Ne garde le lit que pendant deux jours et veut recommencer à travailler. Ne le peut pas, à cause de sa gêne respiratoire et de sa faiblesse.

7 octobre. — On le ramasse dans la rue ivre probablement et on l'amène le 8 à l'hôpital.

Examen le 9 octobre. — Facies plutôt rouge. Expiration très pénible et prolongée à la vue.

Appareil respiratoire. — En avant :

Inspection. — Thorax normalement constitué.

Palpation et *percussion.* — Rien à noter.

Auscultation. — Murmure vésiculaire très faible, inspiration humée, expiration très prolongée. Râles ronflants et sibilants des deux côtés. Plus nombreux à gauche.

En arrière :

Mêmes signes qu'en avant. Les râles ronflants sont peut-être un peu moins nombreux. De plus on entend des râles sous-crépitants dans les deux tiers inférieurs du poumon gauche.

10 octobre. — 15 grammes d'eau-de-vie allemande et autant de sirop de nerprun

11 octobre. — Lavage. Etat à peu près pareil.

12 octobre. — Lavage.

13 octobre. — Lavage. Le malade a passé une bonne nuit. Est moins oppressé.

14 octobre. — Lavage.

15 octobre. — Lavage. Les râles ronflants ont considérablement diminué.

17 octobre. — Lavage. Le malade n'a plus de dyspnée ; encore quelques râles ronflants. Les râles sous-crépitants existent toujours.

On supprime les lavages.

19 octobre. — Le malade ne conserve que les sous-cré tants.

Le malade commence à manger le 20, et s'en va le 26, ayant gardé ses râles sous-crépitants à la base gauche.

OBSERVATION VII

Bronchite asthmatique datant de deux ans.
Crises asthmatiformes. — Dyspnée d'effort.
Soumis au traitement le 24, amélioré le 26, guéri le 28.

L..., âgé de cinquante ans, maçon, entre 24 janvier 1908, salle Saint-Augustin pour de la dyspnée et de la toux.

Antécédents héréditaires. — Rien d'intéressant.

Antécédents personnels. — Fièvre typhoïde à l'âge de vingt-sept ans.

Tousse et crache un peu depuis trois ans, sans avoir eu rien d'aigu. Il y a deux ans, a eu une crise d'oppression la nuit, qui a duré une heure environ, sans être suivie de toux, ni de crachats. Depuis, sujet à des crises de dyspnée, qui le prennent entre minuit et une heure le plus souvent. Dyspnée d'effort depuis un certain temps. Autrement très bien portant.

Cette fois est oppressé depuis trois jours. Ne tousse pas davantage, mais crache plus qu'avant.

Examen le 24 janvier. — Extrémités cyanosées. Facies rouge. Embonpoint exagéré. Expiration nettement gênée.

Appareil respiratoire. — En avant :

Inspection. — Thorax bombé.

Percussion. — Sonorité un peu exagérée.

Palpation. — Vibrations normales.

Auscultation. — Murmure vésiculaire très affaibli. Expiration prolongée. Râles ronflants disséminés, plus nombreux à gauche.

En arrière :

Mêmes signes. En plus râles sous-crépitants aux deux bases.

20 grammes d'eau-de-vie allemande.

25 janvier. — Lavage.

26 janvier. — Lavage. Le malade dit ne plus être opressé. Objectivement, les râles ronflants ont presque disparu.

27 janvier. — Lavage.

28 janvier. — Le malade se sent tout à fait bien. Il n'y a plus de râles ronflants. Les râles sous-crépitants restent localisés aux deux bases.

Commence à manger.

Quitte l'hôpital quelques jours plus tard.

OBSERVATION VIII

Bronchite asthmatique datant de douze ans.
Dyspnée : crises d'étouffements.
Tuberculose probable.
Soumis au traitement le 6, guéri le 11, rechute le 16.

C..., âgé de trente-trois ans, porteur aux halles, entre le 5 novembre 1908, salle Saint-Augustin, parce qu'il a mal à la gorge.

Antécédents héréditaires. — Mère morte à l'âge de soixante ans d'une bronchite. Aurait eu des étouffements la nuit.

Antécédents personnels. — A été réformé du service militaire pour une bronchite. N'a pas gardé le lit, mais a beaucoup toussé et craché. Ne sait pas s'il avait de la fièvre. Aurait eu des étouffements la nuit à cette époque, qui duraient une demi-heure à peu près.

Depuis n'a jamais pu se remettre, tousse presque toujours, crache et a des étouffements surtout en hiver.

Depuis cinq jours a mal à la gorge et sa voix est enrouée. Eruption d'herpès sur la lèvre supérieure depuis quelques jours. Ethylique.

Examen le 6 novembre 1908 :

Dyspnée assez considérable : c'est l'expiration qui est surtout embarrassée.

Appareil respiratoire :

Inspection, percussion et palpation, — Rien.

Auscultation. — Murmure vésiculaire faible, inspiration humée. Expiration prolongée et soufflante. Râles ronflants et sibilants beaucoup plus nombreux à gauche. Peu nombreux en arrière.

A l'examen laryngoscopique. — Laryngite bacillaire.

Purgé le 6 novembre. Régime lacté, lavage le 7 novembre.

8 novembre. — Lavage. L'oppression est moins forte. Expiration encore gênée.

9 novembre. — Lavage.

10 novembre. — Lavage. Respiration libre. Râles presque disparus.

11 novembre. — On supprime les lavages.

13 novembre. — Le malade commence à manger.

14 novembre. — On ne constate que des signes d'emphysème.

16 novembre. – Les râles réapparaissent, accompagnés d'une gêne respiratoire assez forte. Le malade présente en même temps de l'œdème, qui localisé d'abord à la région lombaire, commence à se généraliser. Polyurie. Traces d'albumine. On ne lui refait pas le traitement.

OBSERVATION IX

Bronchite asthmatique datant de...

Dyspnée permanente.

Tuberculose certaine.

Soumis au traitement le 1er, amélioré le 3, guéri le 5.

D... Emile, âgé de trente-neuf ans, profession journalier, entre le 30 avril 1908 salle Saint-Augustin pour des étouffements et de la toux.

Antécédents héréditaires. — Père mort asthmatique. Mère morte d'un chaud et froid.

Antécédents personnels. — Angine il y a cinq ans.

Tousse depuis l'âge de quinze ans. N'est pas resté au lit pour des bronchites.

Histoire de la maladie. — Depuis deux mois sa toux a augmenté d'intensité. Crache un peu le matin et est très gêné pour respirer. Ne paraît pas avoir des crises véritables de dyspnée. Sa voix est enrouée depuis quinze jours. N'a pas de difficulté pour monter les étages. Ces derniers jours se sent très fatigué ; tousse d'avantage, son appétit est mauvais, il prétend avoir maigri pas mal.

A l'examen. — Facies : expiration très gênée.

Appareil respiratoire. — En avant.

Inspection. — Rien.

Palpation. — Rien.

Percussion. — Submatité au sommet droit.

Auscultation. — Inspiration humée, expiration un peu prolongée.

Râles ronflants et sibilants, également nombreux des deux côtés.

En arrière

Mêmes signes. En plus la respiration est rude au sommet gauche.

Mis au traitement le 1er mai.

2 mai. — Lavage.

3 mai. — Lavage. Le malade se sent très soulagé. Il est beaucoup moins oppressé. A l'auscultation on constate, que les râles diminuent notablement.

4 mai. — Lavage.

5 mai. — Lavage. Respiration normale à la vue. A l'auscultation, plus un râle dans la poitrine.

6 mai. — Le malade mange et s'en va bientôt.

OBSERVATION X

Bronchite asthmatique datant de trois ans.
Dyspnée permanente, crises asthmatiformes.
Dyspnée d'effort.
Tuberculose plus que probable.
Soumis au traitement le 17 amélioré le 19, guéri le 28. Rechute le 30.
Traitement le 30, amélioré le 4, guéri le 6, rechute le 8. Le malade sort amélioré mais non guéri le 10.

P..., âgé de quarante-quatre ans, profession charretier, entre le 15 novembre 1908, salle Saint-Augustin, lit no 5, pour des étouffements.

Antécédents héréditaires. — Nuls.

Antécédents personnels. — Une bronchite à vingt et un ans au régiment : n'a pas eu de fièvre, toussait et crachait beaucoup. Pas de gêne respiratoire, ni étouffements à cette époque. Est resté au lit deux mois.

Depuis, tousse et crache tous les hivers. Est obligé parfois de s'arrêter deux à trois jours de travailler, sans garder le lit.

Il y a trois ans a attrapé froid et se sentant très malade est entré à l'hôpital. En plus de la toux il avait de l'oppression. On aurait fait le diagnostic de pneumonie et on aurait renoncé ensuite à ce diagnostic.

A quitté l'hôpital six semaines après son entrée. A partir de ce moment-là a de l'oppression sans causes et par moment des crises d'étouffements. Ces derniers le prennent le plus souvent la nuit et durent quinze à vingt minutes. Se répètent plusieurs nuits de suite, s'arrêtent et reviennent après un temps plus ou moins long ; sont suivies de toux et d'expectoration.

Il y a deux mois a rendu en toussant une cuvette de sang rouge liquide. Pendant huit jours consécutifs il a continué à cracher du sang. Est resté trois semaines à l'hôpital pour cette hémoptysie. Dyspnée d'effort depuis un an. Alcoolique: pituites, cauchemars, tremblement.

15 novembre. — Au soir a eu une crise d'oppression très forte, plus forte que d'habitude. Elle a duré une heure à peu près.

Examen le 16 novembre 1908 :

Inspiration courte, expiration très gênée, facies rouge.

Appareil respiratoire.

Inspection. — Thorax bombé, embonpoint normal.

Palpation. — Rien.

Percussion. — Sonorité exagérée.

Auscultation. — Inspiration humée. Expiration très prolongée, « ne finit pas ». Murmure vésiculaire affaibli partout, est plus faible dans tout le côté gauche. Râles ronflants et sibilants.

17 novembre. — Soumis au traitement. Régime lacté. Purge: eau-de-vie allemande, 20 grammes. Sirop de nerprun 20 grammes.

18 novembre. — Lavage.

19 novembre. — Lavage. Le malade n'a pas eu de crises d'étouffements. Son expiration n'est presque plus gênée. Les râles ronflants diminuent.

20 novembre. — Lavage.

21 novembre. — Lavage. Respiration libre. Quelques râles ronflants, surtout en arrière.

22 novembre. — On supprime les lavages à cause du sang apparu dans les selles du malade.

25 novembre. — Le sang n'a plus reparu. Lavement purgatif de Codex.

27 novembre. — Toujours quelques râles ronflants en arrière.

28 novembre. — Le malade commence à manger.

30 novembre. — Crise d'étouffements la nuit du 29 au 30. Moins forte que celle pour laquelle il est entré à l'hôpital. Râles ronflants beaucoup plus nombreux.

Eau-de-vie allemande.

1er décembre. — Lavage.

2 décembre. — Le malade se sent moins oppressé. Lavage.

3 décembre. — Lavage.

4 décembre. — Lavage. Les râles ronflants ont presque complètement disparu. L'expiration reste prolongée à l'auscultation.

6 décembre. — Le malade commence à manger.

8 décembre. — Les râles ronflants ont réapparu.

10 décembre. — Le malade veut absolument partir pour continuer son travail. Conserve de la gêne respiratoire, des râles ronflants et une expiration prolongée.

OBSERVATION XI

Bronchite asthmatique ancienne.
Crises de pseudo-asthme.
Dypsnée d'effort.
Tuberculose certaine.
Améliorée plusieurs fois par le traitement.

H..., âgée de soixante ans, entre le 12 janvier 1908 salle

Sainte-Monique, lit n° 14, pour des étouffements et pour une douleur à la jambe gauche.

Antécédents héréditaires. — Nuls.

Antécédents personnels. — Tousse depuis l'âge de quinze ans.

A été soignée plusieurs fois à l'hôpital pour des bronchites et des étouffements.

Il y a huit ans, douleurs dans les deux genoux : on lui fait une ponction et des pointes de feu sur les genoux.

Il y a sept ans, fièvre typhoïde.

Il y a six ans, douleurs rhumatismales (?) au niveau des épaules et des coudes.

Dyspnée d'effort depuis longtemps.

Il y a quatre ans, a craché une ou deux fois de gros caillots de sang.

Aurait eu des boutons sur tout le corps.

Histoire de la maladie. — Malade depuis trois mois. Tousse beaucoup plus que d'habitude, crache et est très gênée pour respirer. Est très oppressée en marchant et en toussant. Au lit la nuit, a eu des crises d'étouffements, suivies de toux et d'expectoration. [Il y a quatre ans, elle était soignée à Cochin pour des étouffements, qui ont été très forts à cette époque-là. Elle se réveillait la nuit, la respiration lui manquait. Elle s'asseyait sur son lit, restait dans cette position une demi-heure, jusqu'à ce que la crise soit calmée].

La jambe gauche lui fait mal depuis quinze jours. Le début serait brusque, elle a éprouvé une douleur très violente. En même temps elle a vu apparaître une plaque rouge qui s'étendait de plus en plus.

Examen le 18 janvier :

Appareil respiratoire. — Inspiration humée. Expiration prolongée. Murmure vésiculaire faible partout.

Râles ronflants et sibilants. Râles sous-crépitants aux deux tiers supérieurs du poumon droit et au sommet gauche. Matité dans ces dernières régions.

Membres inférieurs. — Sur la jambe gauche on constate une tuméfaction fluctuante, rouge, douloureuse, grosse comme une noix.

Sur les deux jambes, plusieurs cicatrices à forme circulaire, à caractères spécifiques.

On met à la malade de l'onguent napolitain sur la tumeur.

20 janvier. — La tumeur est diminuée. Signes pulmonaires : les mêmes.

22 janvier. — On commence le traitement spécifique pour voir son effet sur l'appareil respiratoire.

25 janvier. — La malade n'a pas eu des crises d'étouffements. Les râles ronflants ont plutôt diminué. Les râles sous-crépitants sont peut-être moins nombreux.

27 janvier. — Rien de particulier.

28 janvier. — Crise d'oppression la nuit du 27 au 28. Les râles ronflants sont plus nombreux. L'expiration est très prolongée.

29 janvier. — On soumet la malade au régime lacté, on la purge.

30 janvier. — Lavage.

31 janvier. — Lavage. Respiration libre, l'expiration n'est plus prolongée à la vue. Les râles ronflants ont notablement diminué.

1er février. — Lavage.

2 février. — Lavage. La malade va très bien.

3 février. — On supprime les lavages, la malade n'étant plus oppressée et les râles ronflants ayant disparus.

OBSERVATION XII

Bronchite asthmatique depuis deux ans.
Crises de pseudo-asthme.
Dyspnée d'effort.
N'est soumis au traitement que quatre jours après son entrée. c'est-à-dire le 11, pendant lequel son état reste pareil. Amélioré le 13. Très amélioré, mais non guéri le 20. Veut absolument manger. Mange. Rechute le 22. On refait le traitement le 27. Amélioré le 26, guéri le 29.

X..., âgé de cinquante-huit ans, journalier, entre le 6 juin 1908 salle Saint-Augustin lit n° 18 pour de la dyspnée et pour des points de côté.

Antécédents héréditaires. — Nuls.

Antécédents personnels. — N'a jamais rien eu jusqu'à l'âge de cinquante-six ans. Il y a deux ans a été soigné dans la même salle pour une bronchite ; il toussait un peu, ne crachait presque pas, mais par contre avait des crises d'oppression la nuit. A été traité par le régime lacté, les lavages et est resté trois semaines à l'hôpital.

Depuis cette époque est sujet aux crises de pseudo-asthme. Se couche bien portant et se réveille au milieu de la nuit sans pouvoir respirer. Il croit étouffer, se lève et s'appuie sur un objet quelconque. Court vers sa fenêtre pour l'ouvrir. Dans une quinzaine de minutes tout rentre dans l'ordre. Ces crises ne sont pas suivies de toux, ni de crachats.

A de la dyspnée d'effort.

Depuis une dizaine de jours se sent plus oppressé que d'habitude, ce qui le détermine à entrer à l'hôpital.

Examen le 7 juin. — Facies rouge, éthylique. Constitution robuste.

Appareil respiratoire. — En avant et en arrière :

Inspection. — Thorax bombé, sans creux.

Palpation et *percussion.* — Rien.

Auscultation. — Murmure vésiculaire diminué partout. Inspiration humée. Expiration « qui ne finit pas ». Bruit de tempête.

N'est soumis au traitement que le 11 juin. 20 grammes d'eau-de-vie allemande. Lavage.

Du 7 au 11 juin. — Aucune amélioration.

12 juin. — Lavage.

13 juin. — La malade a la respiration libre. Les râles diminuent après la toux. Lavage.

14 juin. — Lavage.

15 juin. — Lavage. Le malade n'a plus d'oppression. Les râles persistent surtout en arrière.

16 juin et 17 juin. — Lavages.

18 juin. — Lavage. Les râles ont complètement disparu.

20 juin. — On supprime les lavages. Le malade commence à manger, il demande à ne plus être au lait.

22 juin. — L'expiration redevient gênée, les râles reparaissent.

24 juin. — On remet le malade au traitement. Purge.

25 juin. — Lavage.

26 juin. — Lavage. Le malade déclare se porter à merveille.

28 juin. — Lavage.

29 juin. — Il ne reste que des signes d'emphysème, avec une expiration beaucoup moins prolongée.

Le malade mange et quitte bientôt l'hôpital.

OBSERVATION XIII

Bronchite asthmatique depuis cinq ans (?).
Dyspnée permanente.
Soumis au traitement le 27, amélioré le 29, guéri le 30.

R... Antoine, âgé de quarante-cinq ans, profession marin, entre le 21 octobre 1908, salle Saint-Augustin, lit n° 21, parce qu'il a de la fièvre.

Antécédents héréditaires. — Rien de particulier.

Antécédents personnels. — N'a été malade qu'une seule fois dans sa vie il y a cinq ans. A été mouillé sur un bateau à vapeur et a gardé le lit pendant sept semaines. Toussait, crachait, était très oppressé. Aurait entendu des sifflements dans sa poitrine à cette époque-là.

Autrement ne tousse pas, n'a pas d'étouffements, n'a jamais craché le sang et a une très bonne santé.

Histoire de la maladie. — Dans la journée du 17 octobre a beaucoup transpiré en travaillant. En rentrant chez lui il s'est mis à tousser beaucoup et à cracher. En même temps avait une gêne respiratoire considérable. Etouffait principalement la nuit en se mettant au lit. Voyant son état s'aggraver de plus en plus il entre le 21 octobre à l'hôpital. Ce jour à l'examen on lui trouve la poitrine pleine de râles ronflants et sibilants. Il a l'expiration prolongée ; quant aux qualités du murmure vésiculaire, on ne peut pas les juger, à cause des râles qui masquent tous les autres signes. La température est de 40 degrés. On le met au lait et on lui prescrit de la codéine pour sa toux. La fièvre décline les jours suivants, et le 26 il n'a que 38 degrés le soir, la dyspnée continue depuis son entrée à l'hôpital. A ce moment on le met au traitement.

Examen le 26.

Inspection. — Thorax avec des dépressions sous-claviculaires.

Palpation et *percussion.* — Rien à noter.

Auscultation. — Typique.

Murmure vésiculaire affaibli. Inspiration humée, expiration très prolongée. Bruit de tempête.

28 octobre. — Lavage intestinal.

29 octobre. — Lavage. Le malade n'est plus gêné pour respirer. Les râles diminuent considérablement.

30 octobre. — Les râles ont disparu. L'expiration est redevenue normale. Le murmure vésiculaire est à peu près normal. La respiration est tout à fait libre. Le malade commence à manger.

2 novembre. — Rien de particulier.

Le malade s'en va le 3 novembre sans conserver de traces d'emphysème.

OBSERVATION XVII

Bronchite asthmatique récente.
Dyspnée d'effort, crises de pseudo-asthme.
Soumis au traitement le 16, amélioré le 18, guéri le 22.

F... Jérôme, âgé de soixante-six ans, profession, boulanger, entre le 16 octobre 1908 salle Saint-Augustin, lit n° 18 pour de l'oppression.

Antécédents héréditaires. — Nuls.

Antécédents personnels. — Opéré d'une hernie il y a trois ans. N'a pas eu de bronchite, n'a jamais craché le sang, mais tousse un peu l'hiver.

Très bien portant d'habitude. Cette fois traîne depuis trois mois. A quitté son travail étant très oppressé. A de la difficulté pour monter les étages. Il y a une dizaine de jours a attrapé froid, tousse beaucoup, crache et est encore plus gêné pour respirer depuis. S'est réveillé plusieurs fois la nuit en étouffant, ce qui ne lui est jamais arrivé avant : s'asseoit sur son lit pour « prendre de l'air », reste un quart d'heure dans la position assise, tousse, expectore et s'endort. Sueurs nocturnes.

Le malade boit pas mal, mais ne présente pas des signes d'éthylisme habituel.

Examen le 16 octobre. — Constitution robuste. Facies rouge, respiration pénible : c'est surtout l'expiration qui paraît très gênée.

Appareil respiratoire :

En avant et en arrière.

Inspection. — Thorax bombé.

Palpation. — Rien.

Percussion. — Sonorité un peu exagérée.

Auscultation. — Murmure vésiculaire faible. Inspiration très prolongée. Nombreux râles ronflants et sibilants, bruit de tempête. Le malade est purgé le 16 octobre.

17 octobre. — Lavage.

18 octobre. — Lavage. Le malade dit être beaucoup moins oppressé. N'a pas eu de crises d'étouffements la nuit depuis la purgation.

19 octobre. — Lavage. Les râles ronflants ont diminué de moitié.

20 octobre. — Lavage.

21 octobre. — Les râles persistent encore en arrière. L'expiration reste prolongée. Le malade respire librement.

22 octobre. — Lavage.

23 octobre. — La dyspnée et les râles ayant disparu, on supprime les lavages.

4 octobre. — Le malade commence à manger.

26 octobre. — Etat excellent.

Le malade s'en va le 1er novembre. A gardé ses signes d'emphysème.

OBSERVATION XV

Bronchite asthmatique ancienne. Dyspnée permanente. Dyspnée paroxystique. Dyspnée d'effort.
Tuberculose probable.
Soumise au traitement le 3, améliorée le 6, guérie le 8.

B..., âgée de soixante-neuf ans, femme de ménage, entre le 1er novembre, salle Sainte-Monique, lit n° 14. Elle vient de la chirurgie, où elle est soignée pour un panaris, parce qu'elle se sent très oppressée.

Antécédents héréditaires. — Rien à noter.

Antécédents personnels. — Très bien portante jusqu'à l'âge de cinquante-quatre ans. A cette époque a eu une bronchite. Ne se rappelle pas combien de temps elle est restée au lit. Ne donne pas des renseignements précis sur son état, ne sait pas si elle avait de la gêne pour respirer. En tout cas a beaucoup toussé. On lui a fait une saignée. Depuis tousse tous les hivers, crache et est souvent obligée de garder le lit pendant deux ou trois jours. Au repos, la nuit, est prise souvent de crises de dypsnée. Les a également dans la journée, mais moins fréquentes et plutôt pendant le travail ou en montant les escaliers. Elles durent une vingtaine de minutes et sont suivies de toux et d'expectoration. La position assise la soulage. Une fois la crise passée le malade ressent une sorte de bien-être et s'endort tout de suite après. En été n'est presque jamais oppressée, ne tousse pas.

N'a jamais craché le sang.

Depuis trois mois sa toux est plus intense, ses crises d'oppression beaucoup plus fréquentes et plus fortes. Croit avoir attrapée froid : a beaucoup transpiré dans un courant d'air.

Examen le 2 novembre.

Facies : expiration visiblement génée. Voix enrouée. Elle l'est souvent.

Appareil respiratoire. — En avant :

Inspection. — Thorax avec dépressions sous-claviculaires.

Palpation et *percussion.* — Rien.

Auscultation. — Inspiration humée. Expiration très prolongée. Murmure vésiculaire extrêmement faible. Râles ronflants et quelques sibilances. Plus nombreux à droite.

En arrière !

Palpation. — Vibrations exagérées au sommet droit.

Percussion. — Sonorité médiocre partout.

Auscultation. — Murmure vésiculaire diminue. Expiration moins prolongée qu'en avant. Râles ronflants peu nombreux, mais plus nombreux à droite qu'à gauche.

Râles sous-crépitants aux deux bases.

3 novembre. — Eau-de-vie allemande.

4 novembre. — Lavage. La gêne respiratoire est un peu moins intense.

Les râles ronflants ont plutôt augmenté.

5 novembre. — Lavage.

6 novembre. — Lavage. A encore quelques crises d'oppression, les râles ronflants commencent à diminuer, les râles sous-crépitants persistent.

8 novembre. — Respiration presque normale. Plus de râles ronflants. Commence à manger.

10 novembre. — Il ne lui reste que les râles sous-crépitants aux deux bases.

OBSERVATION XVI

Bronchite asthmatique ancienne.
Crise de pseudo-asthme. Dyspnée d'effort.
Soumise au traitement le 15, améliorée le 20.
C'est une cardiaque et il est difficile de juger l'action du traitement pour cette raison.

Ch... Marie, âgée de soixante et onze ans, entre le 14 octobre 1908, salle Sainte-Monique, lit n° 9 *bis*, pour une faiblesse générale.

Antécédents héréditaires. — Nuls.

Antécédents personnels. — Bronchite à l'âge de trente ans Tousse depuis tous les hivers. Il y a quatre ans, bronchite et pleurésie (?) pour lesquelle est restée deux mois à l'hôpital. Avait de la gêne respiratoire à cette époque.

Il y a trois ans, érisypèle.

A l'âge de trente-cinq ans, rhumatisme articulaire aigu.

A des étouffements pendant l'hiver, qui passent et reviennent.

Se réveille souvent la nuit sans pouvoir respirer. La position assise la soulage. Parfois ces crises de dyspnée sont suivies de toux, mais pas toujours, rarement de crachats. Vomit assez souvent la nuit.

Après sa bronchite d'il y a quatre ans, ne s'est jamais remise. A part ces crises d'étouffements au repos, a de la dyspnée d'effort. Il y a trois mois est restée à l'Hôtel-Dieu à la salle Sainte-Marie deux mois, où elle est entrée pour des étouffements. Depuis se sent très affaiblie et voyant que ça ne va pas entre de nouveau à l'hôpital le 14 octobre.

A l'examen le 15 octobre 1908.

Appareil circulatoire. — Pouls 84, très faible cœur arythmique, bat faiblement.

Appareil respiratoire

En avant :

Inspection. — Thorax présentant un embonpoint très exagéré.

Percussion — Rien.

Palpation. — Rien.

Auscultation. — Murmure vésiculaire très faible. Inspiration humée à timbre rude. Expiration prolongée. Râles sonores nombreux.

En arrière :

Mêmes signes. En plus râles sous-crépitants aux deux bases.

15 octobre. — La malade est purgée.

16 octobre. — Lavage.

17 octobre. — La malade respire mieux. Les râles ont diminué de beaucoup. Lavage.

18 octobre. — La malade ayant la diarrhée, on supprime les lavages et on la met au lait stérilisé.

20 octobre. — La malade a encore de la dyspnée d'effort, mais n'étouffe presque pas au lit.

22 octobre. — Les râles ronflants ont disparu presque complètement.

24 octobre. — La malade va bien.

26 octobre. — Ne conserve que ses râles sous-crépitants aux deux bases.

OBSERVATION XVII

Bronchite asthmatique depuis un an.
Crises de pseudo-asthme. Dyspnée d'effort.
Tuberculose.
Soumis au traitement le 26, guéri le 29.

B.., âgé de vingt-quatre ans, mécanicien dentiste entre le 26 janvier 1908 salle Saint-Augustin.

Antécédents héréditaires. — Nuls.

Antécédents personnels. — A l'âge de vingt ans, bronchite, toussait beaucoup, principalement la nuit, crachait. Depuis tousse presque continuellement. Depuis deux ans, dyspnée d'effort.

Il y a un an, a eu une crise d'oppression, qui a duré trois semaines avec des rémissions. Depuis est presque toujours oppressé.

Histoire de la maladie. -- Il y a dix jours il a été pris d'étouffements pareils à ceux de l'année dernière, mais plutôt moins forts.

Les étouffements le prendraient surtout vers 2 heures du matin et dureraient une demi-heure. Oppression presque continuelle

A l'examen le 26 janvier 1908.

En avant :

Inspection. — Rien.

Palpation. — Rien.

Percussion. — Submatité au sommet gauche sous la clavicule.

Auscultation. — Respiration très faible, expiration prolongée, nombreux râles ronflants et sibilants.

En arrière :

Mêmes signes. En plus râles sous-crépitants au sommet gauche

Purgé le 26 janvier.

27 janvier. — Lavage.

28 janvier. — Lavage.

29 janvier. — Le malade dit ne plus étouffer. A la vue, son expiration n'a pas l'air d'être gêné. Les râles ronflants diminuent. Lavage.

Le 31 janvier. — Il ne lui reste que les râles sous-crépitants au sommet gauche. Le malade mange.

OBSERVATION XVIII

Bronchite asthmatique datant de plusieurs années.
Dyspnée permanente paroxystique. Dyspnée d'effort.
Soumis au traitement le 26, très amélioré le 28, quitte l'hôpital le 30 pour continuer son travail.

L..., âgé de quarante-sept ans, plongeur,, entre le 26 novembre 1908, salle Saint-Augustin, lit n° 15 *bis* pour de la faiblesse dans les jambes et pour de l'oppression,

Antécédents héréditaires. — N'a pas connu ses parents.

Antécédents personnels. — Scarlatine à huit ans. Orchite à dix-sept ans. Syphilis à ving-quatre ans. Fièvre typhoïde à vingt-deux ans. A l'âge de quarante-deux ans pneumonie, pour laquelle est resté un mois à l'hôpital : début brusque, point de côté, crachats rouillés.

Fut déjà soigné dans le même service (à la salle Saint-Augustin) pour des étouffements deux ou trois fois. Très inintelligent, n'a aucune mémoire : il ne sait pas décrire le caractère de ses étouffements. Il a été soumis au régime lacté et aux lavages intestinaux. Serait resté chaque fois de quinze jours à trois semaines. Dyspnée d'effort depuis trois ans.

Histoire de la maladie. — Cette fois malade depuis trois semaines. A été trempé par la pluie, a eu les pieds mouillés. En rentrant chez lui a été pris de frissons, de la toux, suivie de crachats. En même temps, il aurait eu de la gène respiratoire très considérable.

Depuis le jour où il a attrapé froid, étouffe presque continuellement le jour comme la nuit. Ces étouffements sont plus forts par moments.

Sueurs nocturnes : a été obligé de changer deux fois de chemise cette nuit.

C'est un alcoolique invétéré : boit 4 à 5 litres de vin par jour, cauchemars la nuit, tremblement, pituite.

Examen le 26 novembre 1908.

Malade obèse. Facies alcoolique. Expiration extrêmement gênée.

Appareil respiratoire :

Inspection. — Thorax bombé.

Palpation. — Rien.

Percussion. — Rien.

Auscultation. — Murmure vésiculaire affaibli. Plus faible à gauche, en avant comme en arrière. Inspiration humée. Expiration très prolongée, « qui ne finit, pour ainsi dire, pas ».

Râles ronflants et sibilants surtout abondants à gauche.

Température : 38 degrés le 27 au matin, 39 degrés le 26 au soir.

Soumis au traitement le 26.

27 novembre. — Lavage.

28 novembre. — Lavage. Le malade paraît très amélioré. Son expiration est beaucoup moins gênée.

29 novembre. — Les râles vont en diminuant. La température redevient normale.

30 novembre. — Le malade veut absolument partir. Quitte l'hôpital. N'a pas d'étouffements ni presque plus de râles ronflants. Signes d'emphysème, l'expiration est restée prolongée, mais infiniment moins qu'elle l'était à l'entrée.

OBSERVATION XIX

Bronchite asthmatique depuis deux ans.
Dyspnée permanente paroxystique.
Tuberculose probable.
Soumis au traitement le 24, pas amélioré jusqu'au 31, veut absolument manger. On refait le traitement le 5. Amélioré le 7, guéri le 10.

Ch..., âgé de vingt-six ans, profession maçon, entre le 23 janvier 1908 salle Saint-Augustin pour de l'oppression.

Antécédents héréditaires. — Mère morte de tuberculose.

Antécédents personnels. — Rien jusqu'à l'âge de vingt-quatre ans. A ce moment a pris froid et est resté à l'hôpital un mois et demi pour une bronchite. Il toussait, crachait et étouffait, soit au lit, soit en toussant. Il a gardé depuis de l'oppression. Difficulté pour monter les étages depuis un an. Aurait maigri de vingt livres.

Histoire de la maladie. — Cette fois malade depuis quinze jours. A été en sueur et trempé par la pluie ensuite. En rentrant chez lui a eu des frissons et s'est mis à beaucoup tousser. La toux s'accompagnait de crachats et d'un mal de tête assez fort. En outre était très gêné pour respirer et s'est réveillé plusieurs fois la nuit en étouffant. Il s'asseyait sur son lit, changeait son oreiller et se rendormait assez vite. Depuis une dizaine de jours a des vomissements en toussant.

Examen le 23 janvier.

Inspection. — Thorax amaigri avec des dépressions sous-claviculaires.

Palpation. — Rien.

Percussion. — Submatité à la base droite.

Auscultation. — Murmure vésiculaire faible partout, très faible à droite. Inspiration humée. Expiration très prolongée. Râles ronflants et sibilants, plus nombreux à gauche. Râles sous-crépitants dans les deux tiers inférieurs du poumon droit.

En arrière :

Murmure vésiculaire affaibli. Plus faible également à droite, mais la différence est beaucoup moins accentuée qu'en avant. Expiration prolongée. Râles ronflants, surtout à gauche. Râles sous-crépitants à la base droite.

Purgé le 24 janvier le matin.

25 janvier. — Lavage.

26 janvier. — Lavage. Pas d'amélioration appréciable.

27 janvier. — Lavage.

28 janvier. — Lavage.

29 janvier. — Température 38° 5. Pas d'amélioration, on arrête les lavages. Le malade veut absolument manger.

31 janvier. — Le malade mange, son état reste pareil.

5 février. — La fièvre ayant disparu on refait le traitement. Le malade est remis au lait, on le purge.

6 février. — Lavage.

7 février. — Lavage. L'oppression est beaucoup moins forte. Quand le malade tousse, les râles ronflants disparaissent. Les râles sous-crépitants ne changent pas.

8 février. — Lavage.

9 février. — Amélioration considérable. Le malade respire sans difficulté, n'a pas d'étouffements la nuit. Les râles ronflants ont disparu.

11 février. — Rien de particulier : le bien continue.

12 février. — Le malade mange et s'en va bientôt guéri

OBSERVATION XX

Bronchite asthmatique depuis ?
Crises de pseudo-asthme.
Tuberculose probable.
N'a pas voulu se soumettre au traitement. Son état reste pareil les quelques jours, que nous l'avons suivi.

X..., âgé de quarante-quatre ans entre le 5 février 1908 salle Saint-Augustin pour des étouffements et pour une tumeur épigastrique.

Antécédents héréditaires. — Nuls.

Antécédents personnels. — En 1885, bronchite ; toussait et crachait un peu. En fut vite guéri sans avoir cessé de travailler.

Autrement se porte bien. Tousse très rarement. N'a jamais craché le sang.

Ethylique net.

Depuis un mois ressent une faiblesse générale. A maigri pas mal et est très géné pour respirer.

A des crises d'oppression la nuit, moins fréquemment dans la journée. Elles durent un quart d'heure environ. Tousse beaucoup et crache.

A l'examen.

Appareil respiratoire.

En avant :

Rien à la percussion et à la palpation.

A l'auscultation. — Murmure vésiculaire un peu affaibli à droite, absent à gauche. Respiration très prolongée. Râles ronflants et sibilants en grande quantité ; râles sous-crépitanfs disséminés.

En arrière :

Mêmes signes.

Le malade ne veut pas accepter le régime lacté ni les lavages ; reste quelques jours dans le service, non amélioré. On le passe en chirurgie pour sa tumeur.

OBSERVATION XXI

Bronchite asthmatique récente. Crises d'étouffements.
Tuberculose certaine.
Nous n'avons pas pu le suivre au point de vue du traitement.

X..., âgé de trente-neuf ans, journalier, entre le 6 février 1908, salle saint-Augustin pour des étouffements et pour de la toux.

Antécédents héréditaires. — Père mort. Tuberculeux.

Antécédents personnels. — A l'âge de trente-cinq ans a pris froid, à la suite de quoi s'est mis à beaucoup tousser et à cracher. Il a craché le sang à ce moment, en toussant. A gardé le lit pendant trois semaines.

L'année suivante aurait eu une pneumonie (?) du côté droit. A eu de la fièvre et a recraché du sang (?) Est resté quatre mois à l'hôpital. Depuis tousse et crache. Aurait maigri.

Il y a trois mois a été soigné dans le service pour de la toux et des étouffements. N'est resté que deux jours, à cause des affaires de famille. Ces étouffements n'ont pas disparu depuis. Ils le prennent entre 8 heures du soir et 3 heures du matin. Est obligé de prendre la position assise pendant ces crises d'oppression.

A l'examen :

Appareil respiratoire :

En avant :

Inspection. — Rien

Palpation. — Rien.

Percussion. — Submatité dans les deux tiers supérieurs du poumon droit.

Auscultation. — Murmure vésiculaire affaibli à gauche, aboli à droite. Expiration prolongée. Nombreux râles ronflants et sibilants. Râles sous-crépitants dans les deux tiers supérieurs du poumon droit.

En arrière :

Mêmes signes. En plus râles sous-crépitants au sommet gauche.

CONCLUSIONS

1° Cliniquement la bronchite asthmatique est sûrement liée ou associée dans un certain nombre de cas à l'évolution d'une tuberculose pulmonaire. Quelquefois la tuberculose n'est que probable. Il est possible qu'elle soit la cause de tous les cas.

2° Le traitement que nous préconisons est le suivant.

a) Purgatif drastique, eau-de-vie allemande à la dose de 12 à 20 grammes associée à la même quantité de sirop de nerpum.

b) Régime lacté absolu, 2 litres et demi à 3 litres.

c) Grands lavages intestinaux donnés chaque jour avec le bock et la sonde de 30 centimètres Nous insistons tout particulièrement sur ce mode de traitement.

d) Abstention de tout médicament.

3° A la suite de ce traitement la dyspnée disparaît presque instantanément, le second jour ordinairement ; les râles ronflants et sibilants de bronchite diminuent progressivement pour disparaître au bout de quatre à cinq jours. Quant aux signes d'emphysème, ils disparaissent en huit à dix jours, si ce dernier est aigu.

L'emphysème chronique n'est pas influencé par le traitement.

4° L'action du traitement est probablement la suivante :

a) Le purgatif drastique provoque une dérivation intestinale, une sorte de saignée blanche de sérum chargé de toxines ;

b) Le régime lacté diminue la formation de toxines nouvelles par ses qualités d'aliment antitoxique. En plus il entrave la putréfaction intestinale par la lactose qu'il contient. Il agit aussi comme diurétique ;

c) Les lavages en provoquant l'élimination régulière du contenu du gros intestin diminuent également la résorption des toxines qui s'y forment. En outre une partie du liquide absorbé par la muqueuse pénètre dans le sang et agit à la manière de sérum artificiel.

5° Le rôle que joue l'auto-intoxication dans la production de la dyspnée et l'influence qu'a ce traitement antitoxique ne doivent pas nous surprendre.

Il y a un élément toxique dans toutes les dyspnées qui ne sont pas purement mécaniques : la dyspnée urémique, cardiaque, celle des intoxications diverses sont également souvent améliorées dans une certaine mesure par ce traitement.

BIBLIOGRAPHIE

ASLANIAN. — La tub. pulm. accompagnée d'accès pseudo-asthmatiques. Thèse de Paris, 1883.

BARD. — De la phtisie fibreuse chronique, ses rapports avec l'emphysème et la dilatation du cœur droit.

BERIEL. — Sclérose pulmonaire discrète d'origine tuberculeuse. Thèse de Lyon, 1905.

BERNHEIM. — De la tub. emphysémateuse. Revue médicale de l'Est, 1900 (143-157).

BOUCHARD. — Maladies par ralentissement de la nutrition. Pathologie générale.

BRISSAUD. — Hygiène des asthmatiques.

Article Asthme dans le Traité de médecine Brissaud-Bouchard-Charcot.

CHARRIN. — Poisons du tube digestif.

COMBE. — Auto-intoxication intestinale. Paris, 1907.

DELLÉARDE. — Emphysème et tuberculose pulmonaire. Bull. médical, 1902 (XVI 383-9).

DÉSPRÉAUX. — Emphysème pulmonaire.

DIEULAFOY. — Pathologie interne.

GALLARD. — Mémoire Archives gén. de médecine, août 1854.

GRANCHER. — L'emphysème des tuberculeux. Arch. de physiologie, 1878.

GUÉNEAU DE MUSSY. — De l'influence réciproque de l'asthme, et de la tuberculose. Archives générales, sixième série 5 novembre 1867.

HÉRARD et CORNIL. — Phtisie pulmonaire.

HIRTZ. — Etude sur l'emphysème pulmonaire (leçon clinique). Arch. gén. de méd. 1903.

De l'emphysème pulm. chez les tuberculeux. Thèse de Paris, 1878.

LANDOUZY. — Tuberculose à forme asthmatique. Leçon clinique. Journal de méd. et de chir. pratique, 1904.

LOUIS. — Recherches sur l'emphysème des poumons. Mém. de la Soc. méd. d'Obs. T. I. Paris. 1836.

LYON. — Traité élémentaire de clinique thérapeutique.

MANQUAT. — Traité élémentaire de thérapeutique.

MICHEL. — Tub. pulmonaire des vieillards. Thèse de Paris, 1894.

MONNIER. — Quelques types de tub. pulm. à évolution lente. Gaz. méd. de Nantes, 1905. deuxième série XXIII, 261-81.

POTAIN. — De l'Asthme. Sem. méd. Paris, 1892 (XII-193.)

— La tuberculose pulmonaire chez le vieillard.

PONCET et LERICHE. — Tub. inflammatoire et arthritisme. Lyon méd., 1907 (3-13.)

— Anat. path. du rhumatisme tuberculeux. Gaz. des Hôpitaux 1906 (363).

— Académie de Médecine. Séance du 30 mai. 1905. Gaz. des Hôpitaux, 1905, p. 712.

PIDOUX. — Etudes générales et pratiques sur la phtisie, 2e édit., 1871.

PUJADE. — De la tuberculose pseudo-asthmatique. Thèse de Paris, 1879.

SCHWEISGUTH. — Emphysème chez les tuberculeux. Thèse de Paris, 1895.

RICHAUD. — Précis de thérapeutique et de pharmacologie.

SCHLEMMER. — Asthme et acide urique. Presse médicale, 1896.

G. SÉE. — Art. Asthme dans le dictionnaire.

SOCA. — Rapports de l'asthme et de la tuberculose. Arch. gén. de Méd. 1906 (1601-1610).

VIRES. — Diagnostic de l'asthme vrai. Gazette des Hôpitaux, 1900 (765-71).

Imp. spéciale de la librairie Rousset, 12, rue Monsieur-le-Prince, Paris.

www.ingramcontent.com/pod-product-compliance
Ingram Content Group UK Ltd.
Pitfield, Milton Keynes, MK11 3LW, UK
UKHW012054240726
13965UKWH00003B/1292

9 782013 542951